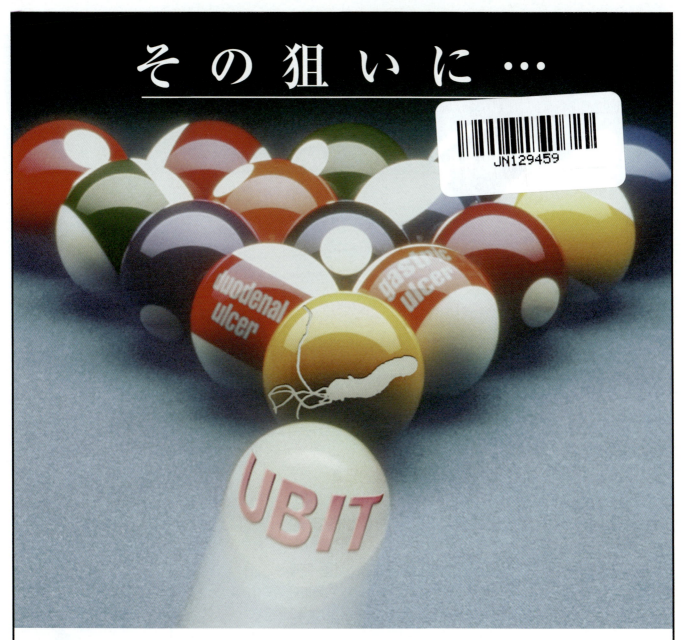

その狙いに…

〔効能・効果〕
ヘリコバクター・ピロリの感染診断

〔用法・用量〕
通常、成人には、尿素(^{13}C)として100mg(1錠)を空腹時に経口投与する。

[標準的な^{13}C-尿素呼気試験法]
(1) ユービット錠100mgの服用前に呼気を採取する。
(2) ユービット錠100mg(1錠)をつぶしたりせず、空腹時に水100mLとともに噛まずに速やかに(5秒以内に)嚥下する。
(3) 服用後左側臥位の姿勢を5分間保ち、その後は座位の姿勢を保つ。
(4) ユービット錠100mg服用後20分に呼気を採取する。
(5) 服用前と服用後の呼気中$^{13}CO_2$($^{13}CO_2/^{12}CO_2$比)を測定し、その変化量($\Delta^{13}C$)を算出し判定する。

〔使用上の注意〕―抜粋―

副作用

本剤あるいはユービット顆粒分包100mgを投与した安全性評価対象例1,144例中8例(0.7%)に副作用が認められている(承認時)。また、ユービット顆粒分包100mgの使用成績調査において、調査症例3,500例中5例(0.14%)に副作用が認められている(再審査終了時)。
以下の副作用には別途市販後に報告された頻度の算出できない副作用を含む。

種類／頻度	0.5%未満	頻度不明*
過敏症[注]	発疹	蕁麻疹
消化器	腹部膨満感、下痢、心窩部不快感、悪心	嘔吐
その他	血清カリウム値の上昇	

注)このような症状があらわれた場合には投与を中止すること。
*：自発報告において認められた副作用のため頻度不明。

◇その他の使用上の注意等は添付文書をご参照ください。

処方箋医薬品*　薬価基準収載

ヘリコバクター・ピロリ感染診断用剤

ユービット®錠100mg

尿素(^{13}C)錠 UBIT® tablets 100mg

*注意－医師等の処方箋により使用すること

製造販売元
大塚製薬株式会社
東京都千代田区神田司町2-9

資料請求先
大塚製薬株式会社 医薬情報センター
〒108-8242 東京都港区港南2-16-4
品川グランドセントラルタワー

〈'15.02作成〉

Helicobacter Research
Journal of Helicobacter Research

巻頭カラー図譜　　　　　　　　　　　　　　　　　　　　　　4

連載／海外 Helicobacter pylori 疫学調査：—立案，調査からデータ解析に至るまで—

第18回　スリランカでの疫学調査　　　　　山岡　吉生　　6

特集●日本ヘリコバクター学会主導の全国除菌レジストリー（登録調査）

序　　　　　　　　　　　　　　　　　　　杉山　敏郎　　16

全国除菌レジストリー観察研究の意義・総論　　鈴木　秀和　　18

全国除菌レジストリー観察研究実施に必要な倫理的知識
　　　　　　　　　　　　　　　　　　　　藤田　卓仙　　22

全国除菌レジストリー観察研究計画のプロトコールとポイント
　　　　　　　　　　　　　　　　　　　　半田　修　　　27

全国除菌レジストリー観察研究の登録疾患と中間解析計画・時期
　　　　　　　　　　　　　　　　　　　　鎌田　智有ほか　32

全国除菌レジストリー観察研究継続のための体制・留意点・工夫
　　　　　　　　　　　　　　　　　　　　八木　信明ほか　37

全国除菌レジストリー観察研究から発信できる成果・科学的視点
　　　　　　　　　　　　　　　　　　　　渡辺　俊雄ほか　42

世界の類似研究との差異—欧米とアジア—　　兒玉　雅明ほか　48

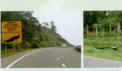
A

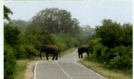
B

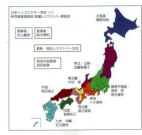
C

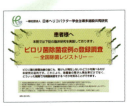
D

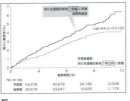
E

※表紙
　上　黒点の内視鏡像
　下　黒点のHE染色像
　　　左：粘膜深部で胃底腺の嚢胞状拡張を認める．
　　　右：拡張した腺管の内部には好酸性の物質と茶褐色の顆粒状沈着物を認める．
　　　　　　　　　　　（坂出市立病院内科／綾木麻紀先生よりご供与）

2
vol.22 no.1 2018

連載

Helicobacter pylori ニュース

アジア太平洋消化器病週間（Asia Pacific Digestive Week：APDW）2017
（2017年9月23〜26日，香港）　　　　　　　上野　真行　**56**

第25回欧州消化器病学会週間（United European Gastroenterology Week：UEGW）2017
（2017年10月28日〜11月2日，バルセロナ）　　下立　雄二　**59**

"Helicobacter pylori 感染症" 時代の除菌診療—その課題とは何か—

第44回　地方都市における患者ニーズに沿ったHelicobacter pylori 除菌の実際と課題（香川県石原消化器内科クリニック）　石原　慎一　**62**

Helicobacter pylori 感染症　認定医スキルアップ講座

スキルアップ㉕　P-CABを用いたHelicobacter pylori 除菌率
　　　　　　　　　　　　　　　　　　　　　　沖本　忠義　**66**

スキルアップ㉖　胃にみられる黒点とは？　綾木　麻紀ほか　**70**

最新文献紹介

〈基礎〉　　　　　　　　　　　　　　　　　松嶋　成志　**73**
〈臨床〉　　　　　　　　　　　　　　　　　山田　真也　**75**

編集スタッフ **79**　　お知らせ **80**

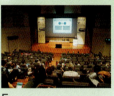
F

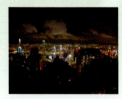
G

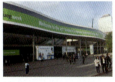
H

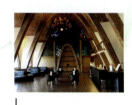
I

目次掲載写真：A. シーギリア・ロック（p5）　B. スリランカの自然（p13）　C. 日本ヘリコバクター学会除菌レジストリー研究の実施体制（p20, p40）　D. 院内掲示用ポスター（p29）　E. 消化性潰瘍症例，早期除菌群と後期除菌群の胃がん罹患率の比較（p53）　F, G. APDW2017より（pp56〜58）　H, I. UEGW2017より（pp59〜61）　J. ボノプラザン単回投与後の胃内pHモニタリング（p67）

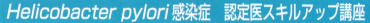

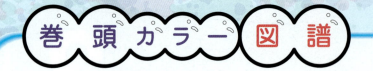

特集 日本ヘリコバクター学会主導の全国除菌レジストリー（登録調査） p20, p34, p40 参照

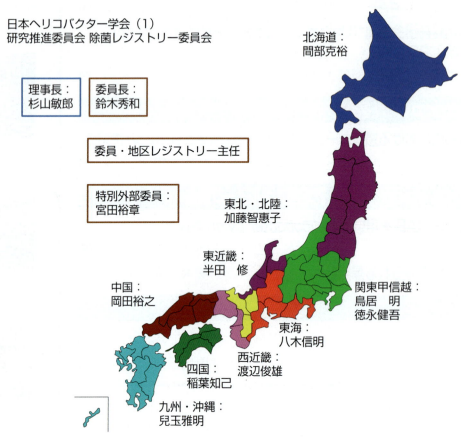

日本ヘリコバクター学会の学会主導の全国多施設共同研究である除菌レジストリー研究の実施体制

胃にみられる黒点とは？（綾木麻紀ほか）

連載 pp70〜72 参照

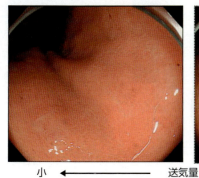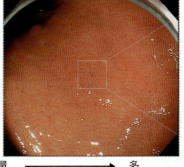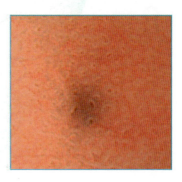

小 ←――― 送気量 ―――→ 多

図❶　黒点の内視鏡像

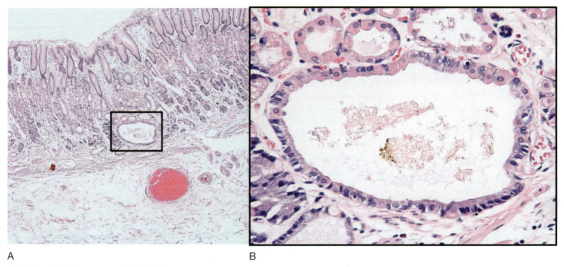

A　　　　　　　　　　　　　　B

図❷　黒点のHE染色像
　A．粘膜深部で胃底腺の囊胞状拡張を認める．
　B．拡張した腺管の内部には好酸性の物質と茶褐色の顆粒状沈着物を認める．

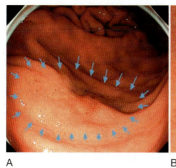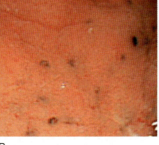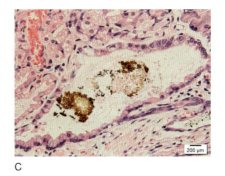

A　　　　　　　　B　　　　　　　　C

図❸　胃底腺型胃癌
　A．B．黒点を伴う胃底腺型胃癌の内視鏡像
　C．胃底腺型胃癌の黒点部のHE像．構造異型を伴う拡張した腺管内に好酸性物質の貯留と茶褐色の顆粒状沈着物が認められる．

海外 *Helicobacter pylori* 疫学調査：
―立案，調査からデータ解析に至るまで―

第18回 スリランカでの疫学調査

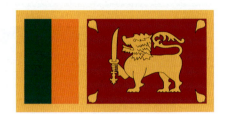

山岡吉生*

> 2017年11月，スリランカ中部の世界遺産の古都キャンディ近郊の街で内視鏡検査をおこないました．驚いたことに84名の検査で，わずか2名しか *Helicobacter pylori* 陽性例はいませんでした．衛生状態の悪い発展途上国での感染率が高いというコンセンサスは崩れつつあります．いままでアジア10ヵ国で自ら内視鏡検査を施行してきましたが，国により，さらに地域によってもさまざまな違いがあり，*H. pylori* を求める世界をめぐる旅はまだ終わりがみえていません．
>
> キーワード　　*Helicobacter pylori*（*H. pylori*），海外疫学調査，スリランカ，感染率

はじめに

　本連載は，ブータンにはじまり，ミャンマー，インドネシア，ベトナム，バングラデシュ，タイ，モンゴルと進み，最近の2回は再びブータンについて概説してきました．アジアで私が実際に現地に出かけて内視鏡検査をおこなった国は，これら7ヵ国とネパール，マレーシア，スリランカで計10ヵ国になります．さらに，韓国，中国，台湾，フィリピン，パキスタン，イラン，カザフスタンの研究者と共同研究をつづけています．今回はいままで取り上げなかった国の中で最も興味深かったスリランカ（図1）での内視鏡検査について概説し，本連載を締めくくります．

スリランカを調べる意義

　アジア各国で *Helicobacter pylori*（*H. pylori*）の調査をつづけるなか，私の研究分野の一つ，「*H. pylori* を用いた人類の移動の歴史の解明」において最も興味深い国の一つがインドネシアです．本連載では，研究成果については深入りしていませんので，インドネシア編では述べませんでしたが，スマトラ島の一部族から得られた *H. pylori* が，アフリカにみられる *H. pylori* に似た構造をもつことをみつけていました．ところが，アフリカからスマトラ島に至る道のりのなかで，私が調査をおこなったタイ，ミャンマー，バングラデシュや共同研究として検討したパキスタンやイランの *H. pylori* には，アフリ

*YAMAOKA Yoshio/大分大学医学部環境・予防医学

カの H. pylori の要素をもつものは 1 例もみつかりませんでした．一般的に，パキスタンからインド，ネパール，バングラデシュ，ミャンマー，タイにいたる H. pylori は，Asia2 型という菌が主流で，H. pylori が 6 万年ほど前に人類と共にアフリカを出た直後に進化してきた型です．しかしインドネシアにアフリカ型の菌が飛び火している理由はまったくわかりませんでした．そこで，一つの仮説として考えたのが，アフリカからインドの北部を通るルートではなく，インド南部やスリランカを通ってインドネシアに移り住んだ部族がいたのではないかという説でした．もしもそうだとすればスリランカにはアフリカ菌の要素をもつ菌が存在しているのではないかと考え，スリランカに興味をもつようになりました．

スリランカでの調査のための準備

大分大学でスリランカについて研究をしていたのは，全学研究推進機構に所属していた Kamruddin

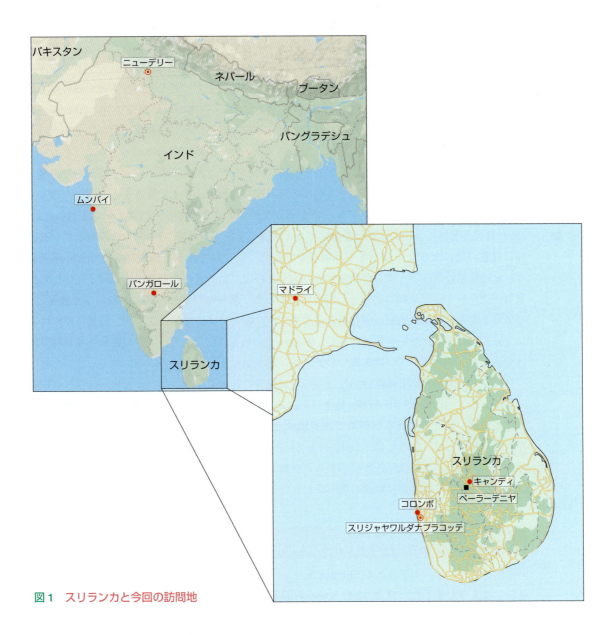

図1　スリランカと今回の訪問地

Ahmed准教授（Ahmed先生）で，おもに狂犬病の疫学研究をされていました．彼のスリランカにおける共同研究者はケラニア大学医学部小児科学教授で北コロンボ教育病院でも小児科の臨床をされているShaman Rajindrajith先生（Shaman先生）でした．Ahmed先生は2年前に大分大学を退職してマレーシアのボルネオ島コタキナバルにあるマレーシア国立サバ大学の教授になっておられましたが，彼のもとで働き，スリランカに何度も足を運んだ経験のある松本昂先生が私の講座の助教として移籍していましたので，松本先生からShaman先生にスリランカにおいて内視鏡検査は可能であるかを問い合わせてもらいました．Shaman先生は内視鏡検査もおこなっている小児科医で，われわれの研究に非常に興味をもっておられましたが，小児対象ということもあり，検体数は少なく，われわれが短期間に出かけて多くの検体を得る，という従来の方法はむずかしいとの話でした．

　一方，おなじみの元日本医科大学多摩永山病院教授の松久威史先生も彼のタイの共同研究者を通してスリランカの外科医と交渉をしておられ，内視鏡検査ができそうだ，という連絡をいただきました．彼が交渉してくれたのはスリランカ中部の世界遺産の古都キャンディ近郊のペーラーデニヤという街にあるペーラーデニヤ大学附属教育病院外科学教授のMD Lamawansa先生（Lamawansa先生）で，年間数千例の内視鏡検査をおこなっているとのことでした．幸い，Shaman先生とLamawansa先生とは，小児科と外科というまったく異なる分野であることもあり，対立関係などもありませんでしたので，両方と共同研究をおこない，まずは，早く検体が得られそうなLamawansa先生との交渉を松久先生にしていただき，なるべく早く現地調査をおこなう方針を立てました．松久先生のいつもの交渉術のおかげで，内視鏡検査は2017年11月と決まりました．1週間の現地調査で70〜80症例ほどの内視鏡検査が可能ということで，ただし最終目標は400例として，残りの症例は翌年までかかって集めていただく計画となりました．そのため，現地に400名分の検体採取用のバイアルなどをもっていくことになりましたが，問題は迅速ウレアーゼ試験のキットでした．市販のキットはかなり高額のため，最近は自家製のキットを使っており，感度も特異度も市販製品以上の性能をみせていたのですが，常温で保存しておくと数日で自然に反応液が赤みを帯びてくるのでした（黄色から赤色に変わると*H. pylori*陽性と判断）．4℃で保存しておいても1週間で変色するため，400名分を採取している数ヵ月の間には使い物にならなくなることは明らかでした．いつもキットを現地にもって行く際は常温であり，その移動の間にさえ少しは変色していましたので，私の講座の助教の赤田純子先生に改良型の自家製迅速ウレアーゼ試験の開発をしてもらいました．彼女が留学生と共にいろいろと溶液のpHなどの条件を変えた結果，感度は少し落ちるのですが，特異度は抜群の改良型が，現地に出かける数日前に完成しました．ただ完成といっても，*in vitro*での成果判定であり，実際の臨床生検材料で試したわけではなく，いわばぶっつけ本番でのチャレンジとなりました．

　ペーラーデニヤ大学附属教育病院での内視鏡検査の具体的な計画は，Lamawansa先生の講座の若手医師であるJeewantha Rathnayake先生（Jeewantha先生）が担当し，倫理委員会，検体の海外持ち出し許可申請，松久先生と私が現地で内視鏡検査をおこなえるための短期医師免許の申請などをおこなってくれました．こうして，11月20日から検査をおこなう計画となりました．今回，日本からの参加者は，松久先生と私以外には，モンゴル編でもおなじみの看護師である坂元優美さんおよび鈴木清美さん，さらに今回が初参加の坂本かおりさんでした．

コロンボでのShaman先生らとの打ち合わせ

　スリランカでは，小児科医のShaman先生と，今後の研究計画を立てるため，私は単独1日早くスリランカ入りしました．11月17日大分から羽田，成田からシンガポール経由で，夜中の23時55分

に到着しました．空港は事実上の首都コロンボの北約34kmにあります．事実上というのは，1985年にスリランカの国会議事堂は，コロンボ市内の南に隣接するスリジャヤワルダナプラコッテに移されましたので，行政上の首都はこちらになるのです（かなりのトリビアですが）．夜中でしたが，Shaman先生がわざわざ空港まで来てくださり，市内のホテルまで送ってくださいました．彼との話し合いで，小児の胃粘膜検体はなかなか集められないが，なんとか20検体ほど集めて H. pylori のみならず，胃内の microbiome も測定していこうという計画を立てました（写真1上）．さらに，コロンボでは，スリジャヤワルダナプラ大学医学部微生物学講座の Neluka Fernando 教授（Fernando 先生）およびその部下である Manjula 先生および Asanka 先生とも研究打ち合わせをすることができました（写真1下）．当初は Fernando 先生とお会いする予定はなかったのですが，私の講座の松本先生が現地で狂犬病の研究をしていた際に知り合った Asanka 先生から松本先生を通じて私に連絡があり，Fernando 先生が私と会って話したいとのことでした．彼女は過去に H. pylori の研究もされた経験のある方で，すでに胃粘膜検体のDNAもおもちとのことで，共同研究の話を進めることができました．

ペーラーデニヤでの内視鏡検査

11月18日の午後5時ごろ，空港に松久先生ら一行を迎えに出かけました．彼らは，成田からの直行便（スリランカ航空）の利用でした．到着は午後6時半ごろでしたが，われわれは空港から直接

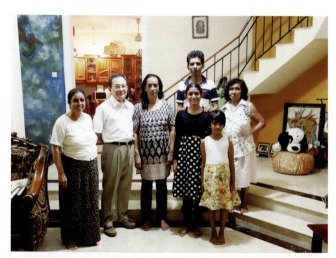

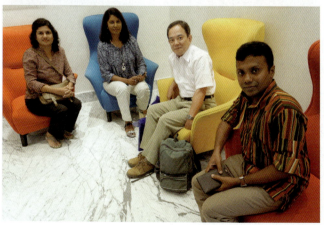

写真1　コロンボでの研究打ち合わせなど
上の写真は，Shaman 先生の自宅での様子です．じつはこの写真は，コロンボに到着したときではなく，11月26日の最終日，彼が私を空港まで送ってくださり，その直前に空港近くの彼の自宅に寄ったときのものです．奥さんは海外出張で留守でした．左から，家政婦，筆者，親戚の方，その右後方が Shaman 先生で，Shaman 先生の前に二人のお子様，右端も家政婦です．かなりの豪邸でした．下は，ホテルに来てくれた Fernando 先生らで，ホテルのロビーにて2時間ほど研究の打ち合わせをしました．左から，Manjula 先生，Fernando 先生，筆者，Asanka 先生です．

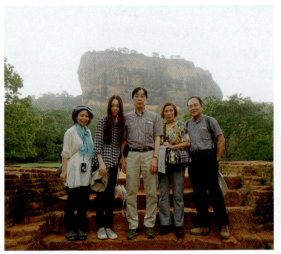 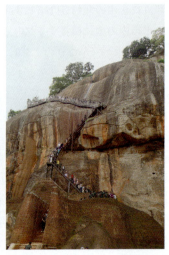

写真2　シーギリア・ロック
11月19日には，シーギリア・ロックに出かけました．スリランカで最も有名な観光地で，写真左の背景の岩山です．頂上には大きな宮殿の跡が残っていました．左から，鈴木さん，坂本さん，松久先生，坂元さん，筆者です．右の写真のように，頂上に行くには，断崖絶壁にへばりつく階段を上る必要がありますが，階段の隙間からは下の風景が丸見えで，高度恐怖症の方にはちょっと怖いところです．また，涼しそうな顔をしていますが，皆汗だくで，雨模様だったこともあり，湿度も100％近くと過酷でしたが，頂上に登ると吹く風も心地よく最高の気分でした．ただこの5名で頂上まで登れたのは，松久先生と私とあと一人だけでした．誰かおわかりになるでしょうか？

　Jeewantha先生にあらかじめ用意してもらっていた運転手付きのタクシーで約3時間半の行程でキャンディ近郊のペーラーデニヤへと向かいました．スリランカでは，運転手付きのタクシーがかなり安く，7,000円程度でした．翌11月19日は日曜日で少し時間がありましたので，「ここを観ずしてスリランカに行ったことにはならない」とさえいわれるシーギリア・ロックに出かけることができました（写真2）．ジャングルのなかに忽然と現れる岩山で，岩山全体が王宮になっており，岩山の頂上には宮殿の跡が残っています．5世紀後半に狂気の王と呼ばれたカーシャパが建造した王宮で，現在では岩山は赤褐色の地肌むき出しですが，当時は山全体にフレスコ画が描かれていたとのことです（現在も一部には絵画が残っており，美女のフレスコ画：シーギリア・レディと呼ばれています）．もちろん世界遺産で圧倒的な存在感があるのですが，暑さと断崖絶壁にへばりつく階段に対する高度恐怖症のため，頂上までたどり着けたのは，松久先生と私，あと1名のみでした．

　11月20日からは本格的にペーラーデニヤ大学附属教育病院で内視鏡検査をおこないました（写真3）．1日あたり20名程度ということで，しかも内視鏡システムは2台あると聞いていましたので，午前中には終われると思っていたのですが，上部消化管用の内視鏡スコープも2本しかなく，洗浄を考えるとシステム1台しか使えず，非常にゆっくりとしたペースで，ほとんどが待ち時間という少しイライラする状況でした．また，ミャンマーなどでは，若手医師が，日本人が内視鏡検査をおこなっている様子を食い入るように見ていたのですが，ここでは日本人と現地の看護師だけが働いているという感じで，現地の医師は時々部屋に立ち寄る程度でした（写真4）．今回の検査の後に引きつづいて400検体まで取ってくれるとの話で，現地の看護師には検体の取り方なども詳しく教えて，最後の方にはほとんど彼女らだけで検体採取ができる状態になっていたのですが，肝心の内視鏡医はまったく興味がないようで，その点は少し心配でした．というのも，とくに病理組織検査では，生検場所によってかなりデータが異なる可能性があり，生検場所をしっかりと認識してもらう必要があったからです．Jeewantha先生には胃の模式図では詳しく説明したのですが，いまもやや不安な点です．

　さて，スリランカ人の胃粘膜は，ほとんど萎縮がなく，前庭部の小彎側にびらんをみかけることは多かったのですが，*H. pylori*陰性例に多い前庭部びらん性胃炎の像で，*H. pylori*陽性であると自信をもって断言できる症例がまったくみられませんでした．内視鏡設備がかなり古く，見上げで穹窿部を観察しようとしてもほぼ真っ暗で，オートとマニュアルのボタンを押したり消したりして明るさを調

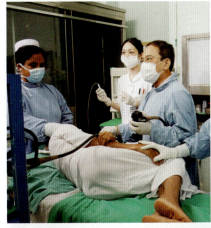
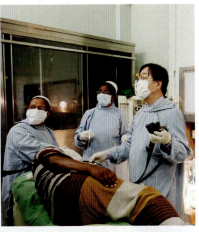
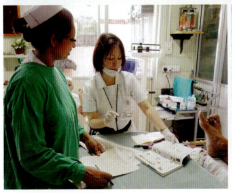
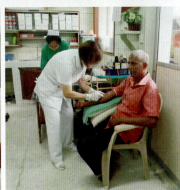

写真3　ペーラーデニヤ大学附属教育病院での検査風景

11月20日から本格的に内視鏡検査をおこないました．右上は，内視鏡検査をおこなう筆者で，その左は生検鉗子をもつ坂本さんです．彼女は，今回が海外内視鏡検査初参加でしたが，非常にてきぱきと働いてくれ，おもに生検組織の取り扱いの担当でした．右上は，内視鏡検査をおこなう松久先生です．左下は，現地の看護師に「旅の指さし会話帳：スリランカ；シンハラ語」という本を見ながら会話を試みる鈴木さんです．彼女はどこの国に出かけるときも，このシリーズの本を活用しています．彼女はおもに採血，患者の前処理を担当してくれました．右下は，採血をおこなう坂元さんで，彼女もおもに採血，患者の前処理を担当してくれました．

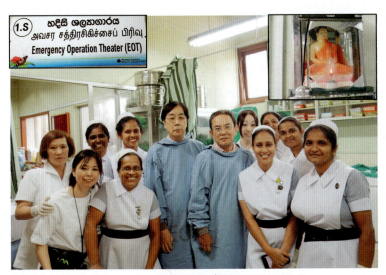

写真4　ペーラーデニヤ大学附属教育病院での集合写真

すべての検査が終了したのちに集合写真を撮りました．しかしその場に，現地の医師は誰もいません．一方，現地の看護師は熱心に働いてくれました．左から坂元さん，鈴木さんで，右から5番目奥に坂本さんが見えます．中写真左上は，内視鏡室の入り口にあった看板で，内視鏡検査は，緊急手術室でおこなわれていることがわかります．われわれのために特別用意したわけではなく，つねにこの部屋を使っているとのことでした．この看板でわかるように，シンハラ語（上），タミル語（中），英語（下）の3ヵ国語で表記されていますが，病院中，というより街中このように3ヵ国語で表記しているものが多かったです．また中写真右上のように，内視鏡室の片隅には，日本の神棚のように，仏像が棚の上に置かれていました．大きさは30cmほどです．ちなみに病院を見学すると各病棟の入り口にも50cm〜1m程度の仏像が置かれてありました．

整しながらの観察で，萎縮境界も見にくいという欠点はありましたが，そのことを考慮しても，*H. pylori* 陰性と思える症例ばかりでした．

　新しく改良した迅速ウレアーゼ試験の溶液も，まったく変色せず，3日目になってやっと2例が赤く変色するというありさまでした．もしかしたら改良版の感度が悪すぎるのかな，とも思いましたが，

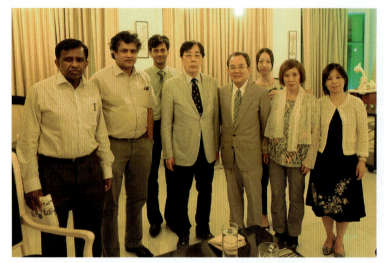

写真5　ペーラーデニヤ大学外科医との夕食会
11月22日の夜，Lamawansa先生の招待で，ペーラーデニヤとキャンディの中間にある中華レストランに出かけました．左からLamawansa先生，外科ナンバー2の准教授の先生，Jeewantha先生，松久先生，筆者，坂本さん，坂元さん，鈴木さんです．

内視鏡所見も考慮すると感染率が非常に低いことは明らかでした．陽性例が出てこない場合，患者にとっては良いことなのですが，$H.\ pylori$そのものを研究材料にしている私にとっては精神的な疲れが増すばかりでした．最終的には計84例に内視鏡検査を施行することができましたが，内視鏡的に陽性と思われたのは2～3例程度で，迅速ウレアーゼ試験では，4日ほどたってぼちぼち変色する症例が20％ほどに現れたのですが，改良型は今回がはじめての使用で，これらを陽性とみなせるか否かの判断は現地では不可能でした．

　さて，いままで検査をおこなった国々では，夕方検査が終わると（夜中まで検査をおこなっていたブータンのような例もありますが），毎日現地の医師がどこかに連れて行ってくれていたのですが，今回は終わるとホテルまで車で戻ってくれるだけで，あとは自由時間となりました（上記のシーギリア・ロックもわれわれ日本人だけで，運転手付きのタクシーを利用して出かけました）．ホテルの周りには食堂も何もなく，最初の2日間はホテルのレストランで夕食を食べましたが，すぐに飽きてしまいました．ガイドブックでは病院から6 kmほど離れた世界遺産の街キャンディには，見どころも多いと書いてありましたので，出かけてみたいとJeewantha先生に相談すると，バスかタクシーですね，とアドバイスしてくれるだけでした．そのため，毎夜スリーウイーラーとよばれる幌付き3輪バイクタクシー（タイなどのようにトゥクトゥクともよぶ）で，キャンディ市内に出かけ，仏歯寺（仏の歯が祭ってあるスリランカで最も有名な寺院），キャンディアン・ダンスショー（伝統的キャンディの踊り），アーユルヴェーダ・トリートメント（一種のアロマ・スパ），キャンディ・マーケット，スリランカカレーなどを楽しむことができました．スリーウイーラーの値段交渉も徐々に慣れてきて，それなりに楽しい夕方からの小旅行でした．私は，基本的に自分用も含めてほとんどお土産を買わない主義なのですが，皆が多量の紅茶などを爆買いしている姿を横で見て，いつの間にか私も過去最高量（額）のお土産を買っていました．

　上述のように放任主義でしたが，11月22日の夜は，Lamawansa先生の招待で，ペーラーデニヤとキャンディの中間にある中華レストランに出かけました（毎夜スリーウイーラーで目の前を通っていました）（写真5）．Lamawansa先生の講座の外科医が集合しており，まずは松久先生と私が講演をおこない，今後の共同研究のおこない方なども議論しました．今回の患者はほとんどが主要民族のシンハラ人（おもに仏教徒）でしたが，スリランカにはその他，タミル人（おもにヒンドゥー教徒）やイスラム教徒（ムーアとよばれる）も住んでおり，彼らの検体も重要であることを説明しました．

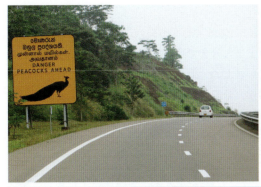
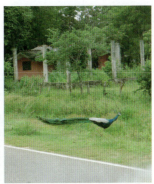
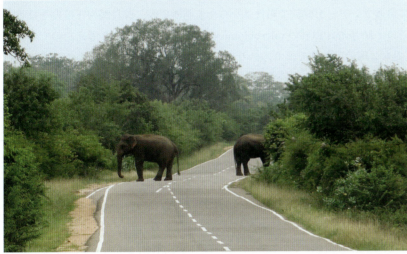

写真6 スリランカの自然
スリランカは野生の王国です．道には，「孔雀に注意」（写真左上）などの看板があり，実際いたるところに孔雀がいました．最初は珍しかったのですが，次第に何も驚かなくなってしまいました．また，前から来た車がパッシングをしてきたので，運転手に「警察が速度違反でも取り締まっているのですか？」と聞いてみると，「動物！」との返事，最初は何かわからなかったのですが，1 kmほど進むと前方に野生の象が2頭，道の真ん中にいたのです（写真下）．右側の象は茂みに隠れて行ったのですが，左の象は道のわきを悠々と歩いてきました．運転手が，車内にあったバナナを私に持たせて「これを窓から投げて気を引かせてくれ，その間に通り抜けるから」と説明，無事通り抜けることができました．ただし，帰国後，インドで象が通行中の自動車をひっくり返したというニュースを見て，アフリカ象でなくてもやはり野生の象は怖いのだと知り，危険なことをしていたのだな，と身震いしたのでした．

　11月25日には，われわれはコロンボへとタクシーで戻りました．途中寄り道もしたのですが，国立公園内でもないのに，道に野生の象が現れたり，孔雀が普通に歩いている風景も堪能することができ，スリランカ旅行が最近日本人にも流行ってきている理由がよくわかりました（**写真6**）．松久先生らは25日の夜の直行便で帰国，私は翌日の経由便で戻りました．さて検体ですが，できる限り冷凍状態で溶かさないようにしておくことが重要であるとJeewantha先生に再三説明していましたので，彼は26日までドライアイスを購入しようと走り回ってくれていました．しかし，購入がむずかしいこと，さらにドライアイスで検体を日本に持ち込む場合に，余分な書類がいる可能性があるとのことで，結局，簡易冷凍庫を準備してくれ，自動車内の電源で冷凍を保ったまま，私の帰国便に合わせて，3時間半の道のりをわざわざコロンボの空港まで検体をもってきてくれたのでした．ペーラーデニヤでは放任主義で，内視鏡検査の見学もしていなかったと説明しましたが，得られた検体に関しては非常に律儀に対応してくれ，内視鏡室でも，−20度の冷凍庫に一人の検査が終わるごとに検体を保存していたのですが，5検体程度集まるごとに，病院の隣にある大学内の−80度の冷凍庫に彼が運んでくれていたのです．彼が現地における本研究の担当者で，彼にとっても今回の研究データで論文を書きたいという意欲をもっていますので，検体管理に関しては非常に気を使ってくれていたのでした．空港で，用意しておいた発泡スチロールの入れ物に，できるだけ多くのアイスパックを詰めて，税関用の書類も用意して，帰国の途に着きました．

　幸い，成田空港到着時には検体（培養用および血清）は，まだ凍った状態で，無事大分にも凍ったまま運ぶことができました．

スリランカでの検査結果

　改良型の迅速ウレアーゼ試験のバイアルは，常温のまま大分まで運んできましたが，さすがに1週間以上たっていることもあり，約35％が陽性を示していました．しかし言い換えれば，これだけ時間が経過しても，約65％は黄色い溶液のままで，改良型が，常温での保存にも耐えうるものであることが証明されたのでした．そしてすべての検体の培養を始めたのですが，内視鏡所見の読み通り，培養に成功したのはわずか2症例しかありませんでした．また改良型迅速ウレアーゼ試験で陽性になっていた約35％の症例は，多くの場合 *H. pylori* とは異なるコロニーが生えてきたのですが，このコロニーのウレアーゼ活性を測定すると，弱陽性でした．*H. pylori* 以外に，ウレアーゼ陽性菌が存在し，そのために日を経過したのちに迅速ウレアーゼ試験で陽性となったと判断でき，改良型の正確度を推し量ることができました．同時に，*H. pylori* 以外の microbiome の測定も必須であると考えたのでした．血清 *H. pylori* 抗体の測定でも2例のみ陽性であり，スリランカは世界でもまれな *H. pylori* 感染率の低い国であることがわかったのでした．現在，培養できた2株について詳細な検討をおこなっていますが，すでに非常に興味深い結果が出ております．

おわりに

　驚いたことに，スリランカでの *H. pylori* 陽性率は非常に低い結果となりました．得られた2株について，まだ遺伝子の詳細な検討はしていませんので，これらにアフリカ菌の要素があるかどうかはわかりませんが，もしかするとはじめてスリランカに到着した人類は誰も *H. pylori* に感染していなかったのではないかという仮説を立てています．しかし，スリランカと *H. pylori* 感染率が高いといわれるインドを隔てる海峡はさほど距離があるわけではなく，簡単に行き来ができます．今後，タミル人など他の民族を調べる必要もあると考え，現在スリランカの研究者らと，つぎの計画を立てているところです．

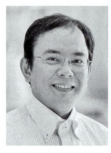

山岡　吉生（やまおか・よしお）
大分大学医学部環境・予防医学講座教授，ベイラー医科大学消化器内科講座教授

Profile
1983年　京都大学工学部卒業，同大学院入学
1984年　京都府立医科大学入学　1990年　京都府立医科大学卒業　京都府立医科大学付属病院研修医，第三内科
1993年　京都府立医科大学大学院医学研究科
1997年　医学博士　米国ベイラー医科大学留学，同大学消化器内科および Michael E. DeBakey Veterans Affairs Medical Center 消化器内科
2001年　米国ベイラー医科大学消化器内科講師　2002年　同　助教授　2004年　同　准教授
2006年　シャヘード・ベヘスチ医科大学消化器内科客員教授（イラン）
2008年　北海道大学医学部客員臨床教授　2009年　大分大学医学部環境・予防医学講座教授（現在に至る）
2010年　米国ベイラー医科大学消化器内科教授（現在に至る）
2015年　モンゴル国立医科大学客員教授（モンゴル）（現在に至る）
2017年　アイルランガ大学客員教授（インドネシア）（現在に至る）
専門：*H. pylori* 病原因子の探求，*H. pylori* をマーカーにした人類移動史の研究

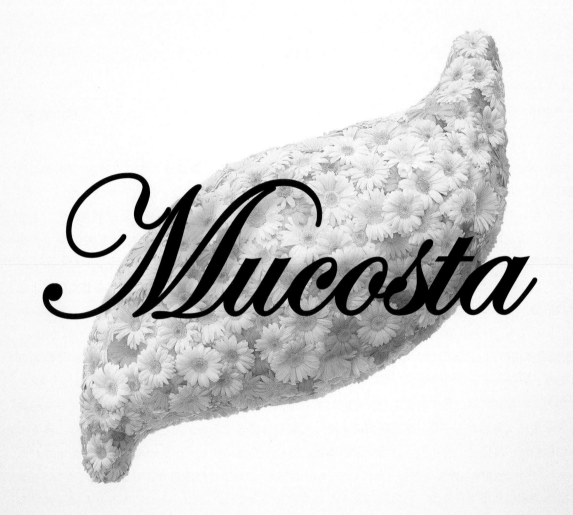

胃炎・胃潰瘍治療剤　薬価基準収載
日本薬局方　レバミピド錠
ムコスタ®錠100mg
Mucosta® tablets 100mg

胃炎・胃潰瘍治療剤　薬価基準収載
レバミピド顆粒
ムコスタ®顆粒20%
Mucosta® granules 20%

◇効能・効果、用法・用量、禁忌を含む使用上の注意等は、添付文書をご参照ください。

製造販売元
大塚製薬株式会社
Otsuka　東京都千代田区神田司町2-9

資料請求先
大塚製薬株式会社　医薬情報センター
〒108-8242　東京都港区港南2-16-4　品川グランドセントラルタワー

〈'15.12作成〉

特集 日本ヘリコバクター学会主導の全国除菌レジストリー（登録調査）

序

杉山敏郎*

　2013年から，「ヘリコバクター・ピロリ感染胃炎」除菌治療が保険診療下で実施でき，「国民総除菌時代」を迎えた．この真の意味が，「除菌による胃がん予防」にあることは言うまでもない．実際は本来の目的に沿った制度設計された承認とはなっていないことも多くの読者は理解されているであろう．上記の目的であれば，まず，正確な「感染診断」ののちに，他疾患の除外もあり，「上部内視鏡検査」としたほうが，H. pylori 陰性者に対する内視鏡検査に要する医療費とマンパワーの大きな節約になることは自明であるが，この順序が逆となっている．厚生労働省は「医療費高騰による財政危機」を本気で考慮しているのであろうか？と思っているのは私だけではないと思われる．いずれにしても，保険診療下で合法的に除菌治療が可能となった意義は大きく，わが国は世界で唯一，「国民総除菌時代」による胃がん予防政策を取り入れたといってもよい．もちろん，胃がん予防のみならず，H. pylori 感染が関与する多くの他疾患の予防も期待できるので，この意義はさらに大きい．

　他方，わが国には，科学的に十分に意味のある規模とデザインで「ヘリコバクター・ピロリ感染胃炎除菌による胃がん予防」を直接的に実証した報告は皆無である．たとえば台湾などは，多くの医療情報が，ほぼ全土で集約，活用できる体制にあり，非常にインパクトのある成績が報告されている．「国民皆保険」制度が実施されているわが国には，このような活用できるシステムはない（レセプト情報は活用できるが，抽出時に大きなバイアスが含まれ，かつ，そのアウトカムは追跡できない）．前述のように世界で唯一，「国民総除菌時代」による胃がん予防効果が証明できるのに，その詳細なデータの集積体制ができていないことは，大変重要な科学的エビデンスを世界に発信できる重要な機会を逃しているといってもよい．

　2017年5月，拡散していた臨床研究に関する法律が統一され，「個人情報保護に関する法律」を基盤として，「人を対象とする医学系研究に関する倫理指針」と「GCP省令」を，その上に乗せた形で整理，再編成され，これらを遵守した「臨床研究」は，むしろ簡素になった．基本は，「個人情報保護」と「臨床研究形態」であり，遺伝子情報は個人特定も可能な場合もあるので，厳しい規制が求められる．他方，多くの医学病歴の活用は医学研究には欠かせない情報であり，この意味から「適応除外」が追加された．「大学その他の学術研究を目的とする機関もしくは団体またはそれらに属するもの」の病歴利用は一定の配慮をすれば，比較的，容易に利用できる．一般的には，保険診療下でおこなわれる医療行為から得られる病歴の活用は，「観察研究」となり，上記の配慮（オプト

*SUGIYAMA Toshiro／富山大学大学院消化器造血器腫瘍制御内科学講座，日本ヘリコバクター学会理事長

アウトの掲示）がなされていれば，ほとんど問題なく活用できる．改正法では，既承認薬であっても「承認の範囲」を超える医療行為は，基本的に「侵襲を伴う介入試験」と扱われるので，この研究形態の差異にも配慮と理解が必要である．

　学会主導全国除菌レジストリー観察研究はまさに，この新基準に沿って企画され，日本ヘリコバクター学会倫理委員会で承認された観察研究であり，したがって基本的には学会員であれば登録可能であり，すでに登録サイトは学会ホームページ上に作成されている．登録内容は可能な限り簡素としてあり，上記の意義をご理解いただき，とくに保険診療下で除菌された症例は是非，全例，登録していただきたい．このレジストリー観察研究では，種々の中間解析も予定されているので，胃がん予防効果のみならず，除菌後の内視鏡検査の適切な間隔等の情報も得られるように計画されている．改正法の遵守のため，本研究には研究論理専門家にも参加いただいているので，疑問がある場合には遠慮なく，ご相談いただきたい．

　世界に類をみない，学会主導の大規模レジストリー観察研究は新研究倫理指針に沿って実施できる体制としており，その大きな成果はわが国のみならず世界，とりわけ胃がん多発地域であるアジア地域にも大きな情報を提供できることを切に願っている．このような研究の推進が日本ヘリコバクター学会の果たすべき社会的責務でもある．

◀特集▶
日本ヘリコバクター学会主導の全国除菌レジストリー（登録調査）

全国除菌レジストリー観察研究の意義・総論

鈴木秀和＊

日本ヘリコバクター学会主導の，Helicobacter pylori（H. pylori）除菌治療後の胃がん発症について前向きに観察する研究，「ヘリコバクター・ピロリ除菌症例の全国前向き調査－全国除菌レジストリー－」が開始された．まさに，除菌後の胃がん発症リスクを，経年的，層別に解析し，除菌による胃がん発生減少効果ばかりでなく，上部消化管内視鏡検査による除菌後観察の頻度，期間などの適正値の検証が目的とされている．これにより，国民病ともいわれた胃がんの撲滅に向けて，適切な除菌年齢，適切なサーベイランス計画，さらには，確実で耐性菌を発生させない適切な除菌レジメンを設定し，正面から科学的に H. pylori 感染症と対峙することが求められる．

KEY WORDS
Helicobacter pylori（H. pylori），胃がん，上部消化管内視鏡検査，除菌後観察，レジストリー

はじめに

Helicobacter pylori（H. pylori）は幼少期から学童期に感染し，生涯にわたり人の胃粘膜に持続感染し，慢性胃炎，胃・十二指腸潰瘍，胃過形成性ポリープ，胃 MALT リンパ腫，胃腺腫，胃がんや免疫性血小板減少性紫斑病（ITP）などのさまざまな疾患を引き起こすことはいまや周知である[1)2)]．また，わが国においても，先の東京オリンピック大会（1964 年）以前，つまり，都市上下水道が整備される以前は水系感染がおもな感染経路であったと考えられるが[3)]，現在は感染経路のほとんどは家族内感染と考えられている[4)]．したがって，H. pylori 感染者に除菌治療を実施することで，H. pylori 感染と関連するさまざまな疾患の治療や予防と今後の H. pylori 新規感染率の低下が期待できる．本菌と関連する疾患のなかでも，わが国においては，国民病ともいわれる胃がんとの関連は非常に注目されている[5)]．たとえ，H. pylori 胃炎は，無症状であっても除菌することにより，長期的には胃がん予防ともなるわけで，この恩恵は大きいと考えられる．2009 年に日本ヘリコバクター学会は「H. pylori 感染の診断と治療のガイドライン 2009 改訂版」[6)]を作成し，すべての H. pylori 感染症を除菌治療の適応として推奨したが，2013 年には「H. pylori 感染胃炎」に対する除菌治療が保険適用となり，すべての H. pylori 感染症に対す

＊Suzuki Hidekazu／一般社団法人日本ヘリコバクター学会副理事長・研究推進委員会（1）除菌レジストリー委員会・委員長，慶應義塾大学医学部専修医研修センター・医学教育統轄センター

る除菌治療が可能となった．世界ではじめて，国民のなかの全感染者を対象とした除菌体制が整ったわけであり，その経過を世界中が凝視しているともいえる．

1. H. pylori と胃がんについて

1994年に，世界保健機関（WHO）の国際がん研究機構（IARC）が疫学的調査から，H. pylori 感染が明らかに胃がんの発がんとかかわりのあるグループ1（definite carcinogen）であると指定し[7]，その後，前向きコホート研究やスナネズミなどを用いた動物実験でも H. pylori 感染が胃がんの原因として証明された[8)9)]．その後，早期胃がん内視鏡治療後の除菌治療が異時性胃がんの発生を抑制することが無作為化試験で示され，複数の消化性潰瘍に対する除菌治療例に対するコホート試験でも除菌による胃がん予防効果が示された[10]．また，2014年には中国での15年間の長期経過観察をおこなった大規模無作為化試験[11]で慢性胃炎患者に対する除菌により胃がん罹患率が有意に低下することが示された．2013年には，フランスのリヨンの IARC 本部で，H. pylori 除菌による胃がん予防の戦略会議が開催され，そのワーキンググループの報告書では，除菌による胃がん予防の方針が明確に示されている[12]．

しかし，いずれの試験でも除菌後に胃がんが発見されており，発生をゼロにすることはできていない．これは，H. pylori の感染によって年余にわたり醸成される胃粘膜での発がん母地の可逆性の程度によるものと考えられる．われわれ[13)14)]は，この発がん母地として，CD44v9という細胞表面マーカー陽性の細胞集団のなかに高率に存在すると考えられるがん幹細胞（cancer stem cell）の出現が，除菌後の発がんリスクを規定することを報告してきた．実際に，幼少期あるいは学童期に感染する H. pylori 感染症に対し感染後長期間を経て除菌治療をおこなった場合には，除菌後であっても発がんリスクの高い集団と考えるべきであり，除菌後であっても胃がんを見逃さないために上部消化管内視鏡検査等による経過観察をおこなう必要がある．

2. H. pylori 除菌症例の全国前向き調査

現在，わが国では，「ヘリコバクター・ピロリ感染胃炎」に対する除菌治療が保険適用になったわけであるが，これは胃炎の治療としての適用である．つまり，「ヘリコバクター・ピロリ感染胃炎」に対する除菌治療の胃がん予防効果へのエビデンスはいまだ不足しているのである．そのため，いまこそ，全国的規模でのデータの収集と解析が必要である．

最近，日本ヘリコバクター学会[15]は研究推進委員会（1）除菌レジストリー委員会を発足させ，学会主導で全国に呼びかけ，H. pylori 除菌成功が確認された症例を登録し，除菌治療後の胃がん発症について前向きに観察するプロジェクト「ヘリコバクター・ピロリ除菌症例の全国前向き調査—全国除菌レジストリー—（Japan Registry for H. pylori Eradication：JRPE）」を開始した（http://www.jshr.jp/about/business.html）．この研究は，除菌治療後の胃がん発症リスクを大規模調査で経年的あるいは胃がんリスク別に解析するものであり，除菌による胃がん発生減少効果や除菌後の上部消化管内視鏡検査等による経過観察の質と頻度の適正値を検証することになる．また，これにより，「H. pylori 感染の診断と治療のガイドライン2016改訂版」[16]および2013年よりの H. pylori 感染胃炎に対する除菌治療の保険適用拡大の有効性とその課題を検証し，世界ではじめて国民全体に向けて除菌プロジェクトを始めた国家的大英断を検証することにもなる．

この日本ヘリコバクター学会の学会主導の全国多施設共同研究である除菌レジストリー研究（JRPE）の実施体制は，事務局を日本ヘリコバクター学会研究推進委員会（1）除菌レジストリー委員会に置き，参加者（登録者）は原則として日本ヘリコバクター学会会員となっている．さらに本研究の推進を担うのは除菌レジストリー委員会（委員長　鈴木秀和）で，推進委員は全国の地区レジストリー主任として，地区レジストリー委員会をとりまとめ，レジストリー体制の構築とその推進，さらには地域での H. pylori 除菌の普及・啓発を同時に担う（**図❶**）．北海道地区は国立病院機構函館病院消化器科の間

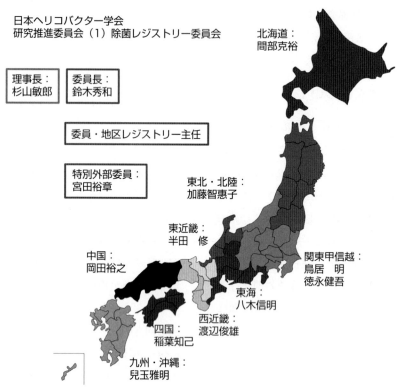

図❶ 日本ヘリコバクター学会の学会主導の全国多施設共同研究である除菌レジストリー研究の実施体制（巻頭カラー図譜参照）

部克裕先生，東北・北陸地区は富山大学医学部第三内科の加藤智惠子先生，関東甲信越地区は杏林大学医学部総合医療科准教授の徳永健吾先生と東京都医師会理事・鳥居クリニック院長の鳥居明先生の2名に，東海（岐阜，愛知，静岡，三重）地区は朝日大学村上記念病院教授の八木信明先生，東近畿（京都，滋賀，奈良）地区は京都府立医科大学消化器内科講師の半田修先生，西近畿（大阪，和歌山，兵庫）地区は大阪市立大学医学部消化器内科学病院教授の渡辺俊雄先生，中国地区は岡山大学医学部附属病院第一内科教授の岡田裕之先生，四国地区は香川県立中央病院内科の稲葉知己先生，九州・沖縄地区は大分大学福祉健康科学部教授の兒玉雅明先生が地区レジストリー主任となっている（図❶）．また，レジストリー計画およびその運用・マネジメントは慶應義塾大学医学部医療政策・管理学教授の宮田裕章先生が担当している．

おわりに

日本ヘリコバクター学会の研究推進委員会（1）除菌レジストリー委員会が，全国の会員によびかけて，大規模かつ長期的な除菌後の患者レジストリー研究（登録調査）を開始することは，学会の社会に対する重要な使命であり，除菌という日常臨床でおこなわれている治療による胃がんの予防という命題に対する科学的挑戦でもある．世界中が注目する一大事業を，ヘリコバクター先進国であるわが国の研究者（会員）が担い，胃がんの効率的撲滅を達成するために全力で邁進し，世代時代を超えて，将来の国民・地域住民の健康と福祉に貢献することになることを切に期待する．

文献

1) Suzuki H, Hibi T, Marshall BJ：*Helicobacter pylori*：present status and future prospects in Japan. *J Gastroenterol* **42**：1-15, 2007
2) Suzuki H, Iwasaki E, Hibi T：*Helicobacter pylori* and gastric cancer. *Gastric Cancer* **12**：79-87, 2009
3) Ueda M, Kikuchi S, Kasugai T *et al*：*Helicobacter pylori* risk

associated with childhood home environment. *Cancer Sci* **94**：914-918, 2003

4) Osaki T, Konno M, Yonezawa H *et al*：Analysis of intrafamilial transmission of *Helicobacter pylori* in Japanese families. *J Med Microbiol* **64**：67-73, 2015

5) Suzuki H, Mori H：World trends for *H. pylori* eradication therapy and gastric cancer prevention strategy by *H. pylori* test-and-treat. *J Gastroenterol* **53**, 2018

6) Asaka M, Kato M, Takahashi S *et al*：Guidelines for the management of *Helicobacter pylori* infection in Japan：2009 revised edition. *Helicobacter* **15**：1-20, 2010

7) Schistosomes, liver flukes and *Helicobacter pylori*. IARC Working Group on the Evaluation of Carcinogenic Risks to Humans. Lyon, 7-14 June 1994. *IARC Monogr Eval Carcinog Risks Hum* **61**：1-241, 1994

8) Uemura, N, Okamoto S, Yamamoto S *et al*：*Helicobacter pylori* infection and the development of gastric cancer. *N Engl J Med* **345**：784-789, 2001

9) Watanabe T, Tada M, Nagai H *et al*：*Helicobacter pylori* infection induces gastric cancer in mongolian gerbils. *Gastroenterology* **115**：642-648, 1998

10) Fukase K, Kato M, Kikuchi S *et al*：Effect of eradication of *Helicobacter pylori* on incidence of metachronous gastric carcinoma after endoscopic resection of early gastric cancer：an open-label, randomised controlled trial. *Lancet* **372**：392-397, 2008

11) Li WQ, Ma JL, Zhang L *et al*：Effects of *Helicobacter pylori* treatment on gastric cancer incidence and mortality in subgroups. *J Natl Cancer Inst* **106**：pii：dju116, 2014

12) 浅香正博：*H. pylori* 除菌による胃がん予防戦略 IARC ワーキンググループ報告書 8, メディカルレビュー社, 大阪, 2016

13) Tsugawa H, Suzuki H, Saya H *et al*：Reactive oxygen species-induced autophagic degradation of *Helicobacter pylori* CagA is specifically suppressed in cancer stem-like cells. *Cell Host Microbe* **12**：764-777, 2012

14) Hirata K, Suzuki H, Imaeda H *et al*：CD44 variant 9 expression in primary early gastric cancer as a predictive marker for recurrence. *Br J Cancer* **109**：379-386, 2013

15) 鈴木秀和：*H. pylori* 除菌レジストリープロジェクト―ヘリコバクター・ピロリ菌除菌症例の全国前向き調査について. 日本ヘリコバクター学会誌 **19**：12-16, 2017

16) *H. pylori* 感染の診断と治療のガイドライン 2016 改訂版, 日本ヘリコバクター学会ガイドライン作成委員会編, 先端医学社, 東京, 2016

鈴木　秀和（すずき・ひでかず）

慶應義塾大学医学部医学教育統轄センター教授

Profile
1989 年　慶應義塾大学医学部卒業
1993 年　同大学大学院医学研究科博士課程修了
同年　米国カリフォルニア大学サンディエゴ校研究員
2005 年　北里研究所病院消化器科医長
2006 年　慶應義塾大学医学部内科学（消化器）専任講師
2011 年　同大学内科学（消化器）准教授
2015 年 11 月より現職
2017 年 10 月より同大学医学部専修医研修センター長
日本微小循環学会理事長, 日本ヘリコバクター学会副理事長, 日本消化器病学会財団評議員, Rome 委員会委員, 日本潰瘍学会理事, 日本神経消化器病学会理事, 日本がん予防学会理事, 日本臨床中医薬学会副理事長, 日本専門医機構専門医認定・更新委員会常任委員
AGA フェロー, AGA 国際委員, ACG フェロー, Rome 財団フェロー

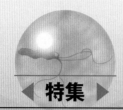

特集
日本ヘリコバクター学会主導の全国除菌レジストリー（登録調査）

全国除菌レジストリー観察研究実施に必要な倫理的知識

藤田卓仙*

2017年2月28日一部改正となった文部科学省・厚生労働省「人を対象とする医学系研究に関する倫理指針」（医学系研究指針）の内容を中心に，ヘルシンキ宣言等国内外での歴史的な経緯も含めて，全国除菌レジストリー観察研究実施に必要な倫理的知識に関して概説をおこなった．米国を中心に整理された，生命倫理の原則は必ずしもわが国における研究倫理のルールとは一致していない．現状のわが国におけるルールは複雑化しており，法的にも整備が必要な部分が多い．全国除菌レジストリー観察研究実施に際しては，医学系研究指針にしたがい，研究計画通りの実施をし，疑問点に関しては専門家への確認が望まれる．

KEY WORDS
生命倫理，ヘルシンキ宣言，研究倫理，倫理指針，臨床研究法

はじめに

2017年から日本ヘリコバクター学会研究推進委員会（1）除菌レジストリー委員会主導のもと，多施設共同研究「ヘリコバクター・ピロリ菌除菌症例の全国前向き調査—全国除菌レジストリー—」が開始された．

本稿では，2017年2月28日一部改正となった文部科学省・厚生労働省「人を対象とする医学系研究に関する倫理指針」（以下「医学系研究指針」）の内容を中心に，歴史的な経緯も含めて，同除菌レジストリー観察研究実施に必要な倫理的知識に関して概説をおこなう．

1．医学研究における倫理

そもそも，西洋医学における「倫理」は紀元前5世紀のヒポクラテスまで遡ることができる[1]．ヒポクラテスの「誓詞」（いわゆる「ヒポクラテスの誓い」）はいまでも医師の倫理として広く知られるものであるが，患者の利益を守ること等に関する専門家としての医師の自律的な規範を示したものであった．同内容は1948年に世界医師会総会において「ジュネーブ宣言」[2]として現代化・公式化されている．

一方で医学研究に関する倫理的規範ないし規制は，ナチス・ドイツにおける人体実験に代表されるような，非人道的な「研究」に対する反省を基礎に展開された[3]．

---

*FUJITA Takanori/国立国際医療研究センターグローバルヘルス政策研究センター

1946年からのニュルンベルク医師裁判の判決にて，被験者の自発的同意によることなど医学研究において遵守すべき原則が示され，同内容は「ニュルンベルク綱領」として医学研究の世界的指針とされた．

1964年には，世界医師会が「ヘルシンキ宣言」を策定した．これはニュルンベルク綱領をより普遍的な倫理規範にしようとして（介入研究を念頭に）策定されたものであり[4]，その後も定期的に改定がなされている[5]．また，ヘルシンキ宣言を補完するものとして，2016年には「ヘルスデータベースとバイオバンクに関する倫理的考察に関するWMA宣言」（台北宣言）[6]が採択された．

学術的には，1960年代に，米国における人権運動の一つとして患者の人権運動が高まるとともに[7]，生命倫理学（バイオエシックス）が新たな学問として体系化された．そうしたなかで，倫理審査という手法は，1950～60年代に米国で発展し1974年に法的に確立（国家研究法）[8]，ヘルシンキ宣言にも1975年改訂で導入された．

1974年の国家研究法に基づいた被験者保護のための委員会により，1978年に臨床研究の倫理基準として「ベルモント・レポート」[9]が発表された．そこで示されているのは，①人格の尊重（respect for persons），②善行（beneficence），③正義（justice）の3原則である．また，その翌年に，ベルモント・レポートの決定稿を書いたビーチャムがチルドレスとともに提唱した生命倫理の4原則はよく知られている[10]．すなわち，①自律尊重（respect for autonomy），②無危害（nonmaleficence），③善行（beneficence），④正義（justice）の4原則である．ベルモント・レポートとはほぼ同一であり，それに無危害の原則を加えたものといえるが，善行の原則もしくは無危害の原則には「最小限の危害」を含むものと考えられる．これは，医学研究ないし臨床医療というものがその性質上一定のリスクをはらんでいるものであることへの配慮によるものだが，「最小限の危害」の評価は困難であり，またパターナリスティックでもある[11]．これらの原則間には優劣関係はなく，原則の対立に対しては原則の特定化と衡量によって解決するものとされているが[12]，米国生命倫理学においては，パターナリズムを嫌い，自律尊重を優先する理解も根強い[13]．なお，4原則は行為指針という側面が強く，より上位の倫理的理論としては，功利主義，義務論，徳倫理といったものがある[14]．

生命倫理・医療倫理は個別の患者・被験者の保護のみではなく，医療資源の配分や公衆衛生に関連する多くの政策にとっても重要である．また，世界的な問題として，たとえば国際的な医学研究から得られる利益を最大化することが，豊かな国から貧しい国への搾取とならないかということに関しての倫理的配慮は大きな課題とされている[15]．

2．わが国における研究倫理と規制

上述した生命倫理原則は，民間保険を中心とする米国で発展した内容を多く含むものであり，原則間での調整原理も明確ではないため，そのままわが国における研究倫理の原則として妥当するものではない．ところがわが国における生命倫理の議論としては，脳死・臓器移植やゲノム研究等先端的な医学研究の倫理がおもな対象とされ，一般的な，人を対象とする研究に関する議論はほとんどされてこなかった[16]．そのため，研究倫理に関するルールとしては，「遺伝子治療等臨床研究に関する指針」（1994年）や臓器移植法（1997年），クローン技術規制法（2000年）といったものから整備されることとなった．観察研究と関連するような「疫学研究に関する倫理指針」（2002年）や「臨床研究に関する倫理指針」（2003年）はその後に策定され，2003年の個人情報保護法公布に合わせてこれらの指針が改正された．2014年には「疫学研究に関する倫理指針」と「臨床研究に関する倫理指針」とが統合され，「医学系研究指針」となった[17]．同指針が2015年の個人情報保護法改正に合わせて2017年に改正となったのである．

2017年改正の「医学系研究指針」は，人間の尊厳および人権が守られ，研究の適正な推進がはかられるようにすることを目的に，（試料・情報を含んだ）人を対象とした，疾病や健康増進等に関する研究に関する倫理指針を示したものである．内容としては，研究者の責務として，研究計画書を作成し，施設の倫理審査委員会に承認を得ること，患者もしくは研究協力者および家族への十分な

説明と承諾（インフォームド・コンセント）があること，個人情報の保護，重篤な有害事象への対応，利益相反の管理等研究の信頼性を確保すること，などが示されている[18]．個人情報保護法改正との関連では，個人識別符号・要配慮個人情報・匿名加工情報という新しい制度が導入され，個人情報の定義を他の業界と揃えることにより「連結不可能匿名化」の用語が廃止され第三者提供における「提供元基準」が採用された[19]．

なお，同指針においても触れられているように，わが国においては，データの捏造や研究費の不正使用等の「研究の公正さ」や研究の信頼性の確保といったことも「研究倫理」として捉えられているが，英語圏においては先に述べた被験者保護を中心とする研究倫理とは分けて議論がなされている．研究公正の観点からは，2014年に改正された文部科学省「研究活動における不正行為への対応等に関するガイドライン」において，「故意又は研究者としてわきまえるべき基本的な注意義務を著しく怠ったことによる，投稿論文など発表された研究成果の中に示されたデータや調査結果等の捏造，改ざん及び盗用」を「特定不正行為」として定義している．研究における不正行為がなされた，いわゆるディオバン事件等を受けて，2017年に臨床研究法が成立した．同法では，臨床研究の実施の手続き，認定臨床研究審査委員会による審査意見業務の適切な実施のための措置，臨床研究に関する資金等の提供に関する情報の公表の制度等が定められている．

3．全国除菌レジストリー観察研究実施に関する倫理的側面

これまで，一般的な医学研究倫理に関する国内外のルールに関して概説をおこなってきたが，以下では，「除菌レジストリー観察研究」に即した内容に関して述べる．

「除菌レジストリー観察研究」においても，上述してきたようなガイドライン等を守る必要があるが，こうした研究を直接的に規制している法律は存在せず，憲法23条で保障されている「学問の自由」として，医学系研究指針に反した研究であっても必ずしも違法な研究というわけではない（倫理的にするべきではない研究という評価は免れないが）．個人情報保護法においても，同法76条において，私立大学等の民間の研究機関が学術研究をおこなう場合は同法の規制は及ばないこととされている[20]．一方で，指針にしたがっていても民間企業がオプトアウトで第三者提供をおこなう場合に違法と評価される余地がある[21]．そのため，適正なデータベース研究実施のためには，それらを対象とする法律が存在することが望ましい[22]のであるが，現状はあくまで専門家（各研究実施者）の倫理に委ねられている[23]．

さて，「除菌レジストリー観察研究」に関しては，医学系研究指針に則って，研究課題名「ヘリコバクター・ピロリ菌除菌症例の全国前向き調査─全国除菌レジストリー─」が，一般社団法人日本ヘリコバクター学会倫理審査委員会においてすでに2017年3月7日に承認されている[24]．したがって，同研究計画書[25]にしたがった研究をおこない，研究公正上も適切に研究がなされていれば倫理的には十分である[26]．

詳しくは，承認された研究計画書を確認してもらえればと思うが，以下に簡単に見ていく．

本研究に参加する研究者は臨床研究に関する講習を受講した日本ヘリコバクター学会会員とされており，その所属施設における倫理審査を別途要するかに関しては個々の判断に委ねられている．同研究はその名の通り，*Helicobacter pylori* 菌除菌成功が確認された症例を登録し，その後の胃がん発症に関して前向きに観察する研究であり，前向きの介入を伴わない日常診療記録を用いる観察研究として，研究に関してポスターを院内掲示し，学会ホームページに公開し，オプトアウト（異議の申し出がなければ同意があったものとみなす）による実施がなされる．通常の診療の一環としておこない，除菌治療終了後のため，本研究に伴う研究対象者へのリスク増大や経済的負担はない．各研究担当医師は，症例登録票に基づき，特定の個人を識別することが可能な情報は記入せず，レジストリーにおける研究情報収集は（直ちには個人を特定できない）医学データのみとなる（連結可能匿名化）．

本研究に際して，倫理的観点からは，（本研究が社会的意義を大いに有する研究であることを前提に）考慮すべきは，研究対象者の同意とプライバシー保護が中心とな

ろう[27]．その点，本研究は医学系研究指針にしたがった研究であり，同指針が認めている方法によるオプトアウトを遵守しているといえるので，本研究計画の範囲内で，適切に個人情報を取り扱っていれば問題はないものと考えられる．「特定の個人を識別することが可能な情報」に関し，厳密に技術的に検討すると困難な部分は残るかもしれないが，これまで通常におこなわれていた（単に名前や患者IDを外すのではない）「連結可能匿名化」として適切なデータ登録をすればよいものと思われる．

なお，上記研究計画の範囲外で，全国除菌レジストリーのデータを用いた研究をおこなうにあたっては，別途医学系研究指針に則り，倫理審査・承認を得なければならない．

おわりに

本稿では，国内外における医学研究倫理の歴史を概説し，「除菌レジストリー観察研究」に際して必要な倫理的知識（したがうべきルール）を提示した．紙幅の都合により詳細に立ち入っての紹介はしなかったが，現状のルールは複雑化しており，疑問点が生じた場合には，是非，注に示した各文献や，医学系研究指針のガイダンスもご参照いただき，法律や研究倫理の専門家の助言を得ることをお勧めする．

文献・注釈

1) アルバート・R・ジョンセン（藤野昭宏，前田義郎訳）：医療倫理の歴史，ナカニシヤ出版，2009，p7
2) 2006年に最新の修正がなされている．日本語訳は，http://www.med.or.jp/wma/geneva.html
3) 土屋貴志：歴史的背景，シリーズ生命倫理学15 医学研究，笹栗俊之，武藤香織責任編集，丸善出版，東京，2012，pp1-23
4) 観察研究が対象となったのは2000年のエジンバラ改訂以降である．
5) 2013年ブラジル・フォルタレザでの改定が最新のものである．日本語訳は，http://www.med.or.jp/wma/helsinki.html
6) https://www.wma.net/policies-post/wma-declaration-of-taipei-on-ethical-considerations-regarding-health-databases-and-biobanks/
7) 梅毒罹患の黒人患者を無治療で40年にもわたり観察するという「タスキギー梅毒研究」が一つの大きな契機となった．
8) An Act to amend the Public Health Service Act to establish a program of National Research Service Awards to assure the continued excellence of biomedical and behavioral research and to provide for the protection of human subjects involved in biomedical and behavioral research and for other purposes.(National Research Act)
9) The Belmont Report, Office of the Secretary Ethical Principles and Guidelines for the Protection of Human Subjects of Research, The National Commission for the Protection of Human Subjects of Biomedical and Behavioral Research, 1979 https://www.hhs.gov/ohrp/regulations-and-policy/belmont-report/index.html
10) Beauchamp TL, Childress JF: *Principles of Biomedical Ethics*, Oxford University Press, 1979
11) Hope T, McMillan J: Challenge studies of human volunteers: ethical issues. *J Med Ethics* **30**: 110-116, 2004
12) Beauchamp TL, Childress JF: *Principles of Biomedical Ethics, 7th ed,* Oxford University Press, 2012, pp17-25
13) H. T. エンゲルハート：バイオエシックスの基礎づけ，加藤尚武，飯田亘之監訳，朝日出版社，1989，p79
14) 奈良雅俊：倫理理論．入門・医療倫理I，赤林朗編，勁草書房，東京，2005，pp29-51
15) トニー・ホープ：医療倫理，児玉聡，赤林朗訳，岩波書店，2007，p138
16) 土屋貴志：「bioethics」と「生命倫理」—人体実験論を中心に．西洋思想の日本的展開—福沢諭吉からジョン・ロールズまで，小泉仰監修，西洋思想需要研究会編，慶應義塾大学出版会，東京，2002，pp154-174
17) ヒトゲノム・遺伝子解析研究に関する倫理指針も同時に改正された．
18) インフォームド・コンセント等の手続き等に関して，詳しくは，大原信：改正された「人を対象とする医学系研究に関する倫理指針ガイダンス」への対応—特に改正点を中心に診療情報を扱う場合の注意点について—．医療情報学 **37**: 235-243, 2017
19) 改正個人情報保護法との関係に関して，詳しくは，藤田卓仙：医療・医学研究における個人情報保護と改正法の影響，Law & Technology No. 74, 2016, pp25-34
20) 民間の研究機関以外に関しては，行政機関個人情報保護法，独立行政法人等個人情報保護法，各自治体の個人情報保護条例に従う必要があり，それらにおいては一般法のような学術研究の適用除外が規定されていない．
21) 米村滋人：個人情報保護の規制とバイオバンク，山本雅之＝荻島創一編集，実験医学 **35**: 17（増），ヒト疾患の

データベースとバイオバンク,羊土社,2017,pp150-154
22) 例えばアイスランドでは1998年に医療データベース法が制定されているが,国際的には,とくにゲノム研究を想定したヒト試料の扱いを前提としたバイオバンクに関する議論がこれまではなされてきている.
23) もっとも,学術研究であれば医師が刑法上課せられた守秘義務(刑法第134条第1項)から免除されるわけではないため,医師に関しては一定の法的規制は存在する.
24) http://www.jshr.jp/about/business.html
25) http://www.jshr.jp/pdf/about/human/17002_plan.pdf
26) 上述のように,厳密に適法であるかの議論はここではせず,あくまで倫理的判断に関して述べる.
27) 上述の台北宣言においても,プライバシーや秘匿性をヘルスデータベースにおいて重視しており,インフォームド・コンセントを得ることが求められている.

藤田　卓仙(ふじた・たかのり)

国立国際医療研究センター特任研究員,慶應義塾大学医学部特任助教

Profile
2006年　東京大学医学部医学科卒業
2011年　東京大学大学院法学政治学研究科法曹養成専攻修了.医師.名古屋大学経済学研究科寄附講座准教授等を経て現職
　　　　日本医師会認定産業医
専門:医事法,医療政策学

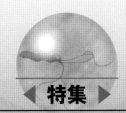

特集 ▶ 日本ヘリコバクター学会主導の全国除菌レジストリー（登録調査）

全国除菌レジストリー観察研究計画のプロトコールとポイント

半田　修*

わが国で「ヘリコバクター・ピロリ感染胃炎」に対する除菌治療がはじまってからすでに5年が経過している．その間に，各施設からの除菌率のデータ，除菌成功後の胃がん発生，発がんの発生リスク因子などさまざまな報告がなされているが，大規模な報告はなされていない．一方，日本ヘリコバクター学会では Helicobacter pylori（H. pylori）除菌症例の全国前向き登録調査を10万症例を目標に開始している．単に除菌をおこなうのではなく，本研究に参加し症例登録することにより国際的な貢献が可能である．本研究は前向きの観察研究であるが，多忙な日常診療のなかでも登録しやすいような工夫が各所にされている．本研究によりわが国からH. pyloriおよび胃がんに関する貴重な新知見が報告されることを願う．

KEY WORDS

ヘリコバクター・ピロリ感染胃炎，胃がん発生率，日本ヘリコバクター学会，全国除菌レジストリー，前向き研究

はじめに

わが国では2013年から「ヘリコバクター・ピロリ感染胃炎」の病名のもとに，一斉にHelicobacter pylori（H. pylori）の除菌をおこなう体制が整い，H. pyloriが撲滅される日がまた一歩近づいている．しかし，H. pylori診療に携わる医師として，単に除菌をおこなうだけでは「もったいない」．是非とも，H. pylori診療のトップランナーであるわが国の貴重な経験を，国際社会の健康福祉に生かしたいものである．日本ヘリコバクター学会が主導しているH. pylori除菌症例の全国前向き登録調査（全国除菌レジストリー)[1]に参加し，症例を登録することにより，大規模なデータにもとづいたH. pylori除菌治療成功症例の胃がん発生率と発生時期，登録時背景因子と胃がん発生率との相関，経過観察率および経過観察の間隔と胃がん発見率，発見胃がんの進行度等をより正確に把握することが可能である．ひいては国際社会の健康福祉増進に役立てることになり，非常に意義のある研究と考えられる．本稿では全国除菌レジストリーのプロトコールといくつかのポイントについて概説する．

1．プロトコール

1）試験デザイン

本研究は日本ヘリコバクター学会主導の症例登録型前

---

*HANDA Osamu/京都府立医科大学消化器内科

表❶ 観察および検査スケジュール表（灰色網掛け部は通常の診療）

期間	除菌前	除菌	除菌4週後以降	除菌成功 確認後	観察期間 （登録後20年間）
登録および入力				登録	入力
患者背景	○				
H. pylori 検査	○		○		
内視鏡検査	○				○適宜
治療		○			

向き観察研究である．

2）対象

通常の H. pylori 診療（除菌治療前に上部消化管内視鏡検査および H. pylori 感染検査がおこなわれ，陽性の場合に保険診療または自由診療で除菌治療をおこなわれ，除菌終了後4週間以降に除菌判定検査を受けたような症例）で，除菌成功が確認された40歳以上75歳未満の被験者が対象となる．性別および除菌治療の対象疾患（胃炎，消化性潰瘍など），保険診療，自由診療の別は問わない．すなわち，除菌成功を確認してはじめて本レジストリーに登録が可能であり，本観察研究の開始となる．

3）Web 登録および観察

研究担当医師は，患者から調査した症例登録票にもとづいて日本ヘリコバクター学会ホームページからリンクした専用の Web 画面から登録をおこなう．症例登録票には特定の個人を識別することが可能な情報は記入しない．登録後の上部消化管内視鏡検査による経過観察は通常の診療に準じておこなう．エントリー期間は2017年4月1日（承認後）から3年間であり，経過観察は登録後20年間である．**表❶**に観察および検査のスケジュールを示す．

4）試験の目的

本試験の主要目的は「H. pylori 除菌治療が成功した患者の胃がん発生率と発生時期を調べること」である．副次的目的としては，「登録時背景因子と胃がん発生率との相関，経過観察率及び経過観察の間隔と胃がん発見率，発見胃がんの進行度を調査すること」である．

5）試験の終了

胃がん発生が本レジストリーのエンドポイントであり，胃がん発生時に観察は終了とする．胃がん発生の前に他の要因で死亡した場合は，その時点を登録する．

6）目標症例数

総登録目標症例数100,000例と，やや多い印象もあるが，たとえば，日本ヘリコバクター学会の H. pylori 感染症認定医が約1,000名であり，専門医1人あたり2年間に除菌治療をおこなう症例を少なくとも100例と仮定した場合，総登録症例数100,000例となる．

2．ポイント

1）レジストリーに参加するためには資格が必要

レジストリー参加資格として，①日本ヘリコバクター学会員であること，かつ，②倫理講習を受講していることが必須である．倫理講習としては CITI「人を対象とした研究基盤編」または，ICR-web「臨床研究の基礎知識講座」，各施設主催の上記に準じた内容の倫理講習があげられる．日本ヘリコバクター学会では学術集会の際などに倫理講習会を開催されており，受講されることをお勧めする．

2）レジストリーの入力は比較的簡単

本研究に参加する場合は，調査期間の登録例管理のため，専用 Web 画面の施設登録画面に所属施設情報と研究責任者（氏名，メールアドレス）を登録する．専用 Web

画面はそれぞれの研究者に付与したID（日本ヘリコバクター学会会員番号）とパスワードを使用した際にのみ登録，閲覧が可能となっている．

　以下の項目について，観察および検査を実施し，そのデータを本研究に利用する．これらはすべて日常診療で実施される項目であり，その頻度も日常診療と同等である．レジストリーのWeb登録画面ではプルダウンメニューを多用しており，それほどストレスを感じずに入力が可能な工夫がされている．下記に登録項目を示す．

①患者基本情報：性別，生年月，登録施設でのみ連結可能な匿名化ID，胃がん治療歴（時期，方法）
②除菌前の内視鏡実施日，胃粘膜萎縮の程度，鳥肌胃炎の有無，除菌対象疾患
③除菌治療開始日
④除菌判定日，除菌成功確認日，判定方法．
⑤除菌成功後の前向き経過観察時：登録後の内視鏡検査実施日，胃がん発見の有無
⑥胃がん発見時：早期・胃がん進行の区別，治療法
⑦なお，患者の転居などに伴い，登録施設から転院する場合でも，本研究に継続して参加する意向がある場合には，本研究に参加している施設を紹介先の候補として提示し，希望があれば紹介できるよう配慮する．紹介元施設から上記の①〜⑤についての医療情報を受け取り，観察研究を継続する．
⑧なお，胃がん発生が本レジストリーのエンドポイントであり，胃がん発生時に観察は終了とする．胃がん発生の前に他の要因で死亡した場合は，その時点を登録する．

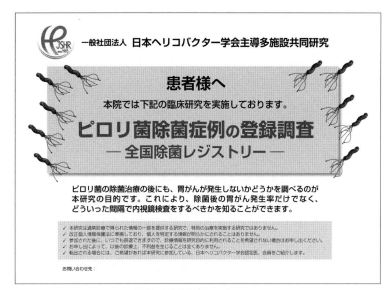

図❶　院内掲示用ポスター
（日本ヘリコバクター学会ホームページより引用）

図❷　除菌レジストリー患者説明書
（日本ヘリコバクター学会ホームページより引用）

3）本研究の目的が素晴らしい

本研究の主要目的は「*H. pylori* 除菌治療が成功した患者の胃がん発生率と発生時期を調べること」であり，本研究のように全国レベルの大規模なデータを用いることによって世界的にも類をみないすぐれた結果が得られると考えられる．また，除菌治療の保険適用拡大の有用性と課題もみえてくると予測される．

副次的目的は，「登録時背景因子と胃がん発生率との相関を調べること」であるが，これまで報告されている[2]よりも，より強いエビデンスをもってその相関が明らかになるだろう．もう一つの目的は「経過観察率および経過観察の間隔と胃がん発見率，発見胃がんの進行度を明らかにする」ことである．現在，除菌後の胃がん発見をめぐって内視鏡検査の間隔をどうすべきかという問題には結論が出ていない．各医師によってさまざまな間隔で内視鏡検査がおこなわれているが，本研究によって患者個々人のリスクに応じた最適な内視鏡間隔が明らかになる可能性がある．

4）本研究は「既存情報のみを用いる前向き研究」である

本研究は「人を対象とする医学系研究に関する倫理指針」（平成29年文部科学省・厚生労働省告示第1号）に対応した研究で，前向きの，介入を伴わない日常診療記録を用いる観察研究である．本研究で用いる情報は「研究計画書の作成以降に取得された情報であって，取得の時点においては当該研究計画書の研究に用いられることを目的としていなかったもの」に該当する．すなわち，「新規に要配慮個人情報を取得する研究」ではなく「既存情報のみを用いる研究」で，「人体から取得された試料を用いない研究」である．このため，患者医療情報の提供者から必ずしもインフォームド・コンセントを取得することを要しない．また，厚生労働省の疫学研究に関する倫理指針第3章第1項にもとづき，研究の目的を含む研究の実施についての情報を院内掲示のポスター，およびインターネット上の日本ヘリコバクター学会ホームページで公開し，患者医療情報の提供者に拒否の機会を設けている．また，日本ヘリコバクター学会では院内掲示用のポスター（図❶）や説明書（図❷）を作成しており，診察室前の掲示や患者への提示に活用されることをお勧めする．患者医療情報の提供者が本研究に非同意の場合は，すみやかに各施設の研究代表者に申し出，この申し出により患者医療情報の提供者が不利益を得ることはない．また，研究担当者はこの申し出により，それまでに得られたこの提供者に関する一切の患者医療情報を本研究から消去する．以上のように倫理指針に則った形式でかつ，多忙な診療の際でも症例登録を可能な限り省力化できるように工夫されている．

おわりに

以上，全国除菌レジストリーのプロトコールとポイントについて記した．ヘリコバクター・ピロリ感染胃炎の病名に対する除菌がはじまってからすでに3年．わが国の胃がん死亡人口を著しく減少させる[3,4]にはまだ数十年かかると考えられるが，すべての *H. pylori* が撲滅され，「*H. pylori* がかつていた世界」，「胃がんがかつて人々の命を奪っていた世界」が実現するまで，私たちは前進していくべき使命がある．多くの *H. pylori* 診療に携わる医師が，本研究に賛同され，ご協力頂き，素晴らしい成果となることを望む．

文献

1) 鈴木秀和：*H. pylori* 除菌レジストリープロジェクト―ヘリコバクター・ピロリ菌除菌症例の全国前向き調査について―．日本ヘリコバクター学会誌 **19**：12-16，2017
2) Take S, Mizuno M, Ishiki K *et al*：The long-term risk of gastric cancer after the successful eradication of *Helicobacter pylori*. *J Gastroenterol* **46**：318-324, 2011
3) Lee YC, Chiang TH, Chou CK *et al*：Association between *Helicobacter pylori* eradication and gastric cancer incidence：a systematic review and meta-analysis. *Gastroenterology* **150**：1113-1124 e5, 2016
4) Take S, Mizuno M, Ishiki K *et al*：Seventeen-year effects of eradicating *Helicobacter pylori* on the prevention of gastric cancer in patients with peptic ulcer；a prospective cohort study. *J Gastroenterol* **50**：638-644, 2015

◀ 特集 ▶ 日本ヘリコバクター学会主導の全国除菌レジストリー（登録調査）

半田　修（はんだ・おさむ）

京都府立医科大学大学院医学研究科
消化器内科学講師

profile
1994 年　山口大学医学部卒業
　　　　京都府立医科大学研修医
1996 年　康生会武田病院消化器内
　　　　科常勤医
1998 年　京都府立医科大学大学院
2002 年　西オンタリオ大学博士研究員
2004 年　京都府立医科大学医学部生体安全医学講座助手
2007 年　京都府立医科大学医学部生体安全医学講座講師
2008 年　京都府立与謝の海病院消化器内科医長
2009 年より現職
2012 年　同志社大学生命医科学部連携教授（併任）
専門：*H. pylori* 感染症，小腸内視鏡，酸化ストレス

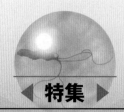

特集　日本ヘリコバクター学会主導の全国除菌レジストリー（登録調査）

全国除菌レジストリー観察研究の登録疾患と中間解析計画・時期

鎌田智有[1]　眞部紀明[2]　角　直樹[3]　井上和彦[4]　高尾俊弘[5]　春間　賢[6]

「ヘリコバクター・ピロリ感染胃炎」に対する除菌治療が保険収載され，臨床の現場では多くの除菌治療が施されているが，除菌成功後に胃がんが発見されることも臨床上まれではない．わが国における除菌治療の胃がん予防効果についてのエビデンスは現在不足しており，このたび日本ヘリコバクター学会では全国除菌登録調査（除菌レジストリー）をおこなうこととなった．研究対象は40歳以上75歳未満，H. pylori 除菌療法を実施し，除菌治療の成功が確認できた患者とし，エントリー期間は3年間で総目標症例数は100,000例である．除菌治療の成功確認後，本研究への同意，その後は20年間の観察期間で参加となる．評価項目については，主要項目の胃がん発生率と発生時期，二次項目の背景因子と胃がん発生率との相関，経過観察率および経過観察の間隔と胃がん発見率，発見胃がんの進行度であり，中間解析を適宜加え評価していく予定である．

KEY WORDS
全国除菌登録調査（除菌レジストリー），胃がん発生率，胃がん発生時期，背景因子，中間解析

はじめに

慢性胃炎の本態は Helicobacter pylori（H. pylori）感染に伴う炎症と萎縮性変化であり，これを背景に胃がん，消化性潰瘍，胃 MALT リンパ腫，胃過形成性ポリープなどの胃内疾患や特発性血小板減少性紫斑病，鉄欠乏性貧血，慢性蕁麻疹などの胃外疾患が発生する．2013年2月からその基盤となる「ヘリコバクター・ピロリ感染胃炎」に対する除菌治療が保険収載され，現在臨床の現場では多くの除菌治療が施されている．このように，H. pylori 感染胃炎に対する除菌治療が公的保険でカバーされたのは世界ではじめてであり，「除菌治療の胃がん予防」として欧米からも大きな注目が注がれている．

その一方，除菌成功後に胃がんが発見されることも臨床上まれではなく，除菌後10年以上の経過観察にて発見された胃がんの報告[1]もみられる．わが国における除菌治療の胃がん予防効果についてのエビデンスは現在不足しており，全国規模でのデータの収集と解析が急務であ

---

1) KAMADA Tomoari/川崎医科大学総合医療センター健康管理学
2) MANABE Noriaki/川崎医科大学検査診断学（内視鏡・超音波）
3) SUMI Naoki/香川県済生会病院消化器内科
4) INOUE Kazuhiko/淳風会健康管理センター
5) TAKAO Toshihiro/川崎医科大学健康管理学
6) HARUMA Ken/川崎医科大学総合医療センター総合内科学2

る．日本ヘリコバクター学会では研究推進委員会（1）除菌レジストリー委員会が立ち上がり，大きな事業計画として除菌レジストリー観察研究をおこなうこととなった．

本稿では，除菌レジストリー観察研究の概要のうち，登録疾患と中間解析計画・時期などについて概説する．

1. H. pylori 感染と胃炎および胃がんとの関連

H. pylori の慢性持続感染により胃粘膜は表層性胃炎から長期の経過をたどり萎縮性胃炎・腸上皮化生，あるいは長期間の慢性炎症を基盤に環境因子や宿主の遺伝的要因なども加わり，これを背景に胃がんが発生する．このような H. pylori 感染による形態学的変化とともに機能面での胃酸分泌の低下などが好発がん状態と考えられている．胃がんのリスクとしてこれまでに以下にあげる胃炎がおもに報告されている．

1）萎縮性胃炎・腸上皮化生

H. pylori の発見以前から，胃がんとくに分化型胃がんの発生には胃粘膜萎縮や胃酸分泌の低下が関与していることが指摘されてきた[2)3)]．Correa[4)]は胃がん発生の仮説として，正常粘膜→表層性胃炎→萎縮性胃炎→腸上皮化生→dysplasia→胃がんという一連を提唱している．萎縮性胃炎では胃内が低〜無酸状態となり，増殖した細菌が発がん物質であるニトロソ化合物質を産生し，腸上皮化生粘膜に作用することにより胃がんの発生に至るとの仮説である．また，Uemura ら[5)]は 1,246 例の H. pylori 感染者を前向きに 7.8 年間追跡した結果，高度萎縮例における胃がん発生の相対危険度は 4.9 倍，腸上皮化生を認めるものは 6.4 倍であり，腸上皮化生を伴う高度な萎縮性胃炎が分化型胃がんのハイリスクであることを示している．

2）鳥肌胃炎

一方，未分化型胃がんのハイリスクはどのような胃炎であろうか．鳥肌胃炎の内視鏡的特徴は，あたかも皮膚にみられる鳥肌のように前庭部から胃角部にかけて結節が密集し，隆起の中心に陥凹した白色斑点が認められる．通常は小児〜若年成人の H. pylori 感染者に多く認められるが，とくに鳥肌胃炎は胃体部の未分化型胃がんのハイリスク[6)]として報告されている．鳥肌胃炎に未分化型胃がんを合併する機序は明確ではないが，前庭部のみならず胃体部にも強い炎症を認めることが発がんのポテンシャルを上げている可能性がある．

2. 除菌による胃がん予防の現状

H. pylori 感染が胃がんの発生に重要な危険因子であることが明らかとなるにつれて，除菌による胃がん予防が現在注目されている．Fukase ら[7)]（Japan Gast Study Group）は胃がんに対する内視鏡的治療後患者を対象とした除菌による二次がんの予防効果を検討した．このわが国でおこなわれた前向き多施設無作為化臨床試験の結果，ハザード比 0.339，p 値 0.003 にて除菌による胃がん発生リスクの有意な低下が認められた（除菌にて胃がんのリスクを約 1/3 に軽減）．また，除菌による胃がん発生を検討した六つの無作為比較試験をシステマティックレビューおよびメタアナリシスをおこなった成績[8)]では，除菌治療はアジア人の無症候性 H. pylori 陽性患者の胃がん発生を有意に抑制する〔相対危険度 0.66，95% confidence interval（CI）0.46〜0.95〕と報告した．

Take ら[9)]は除菌治療前の胃粘膜萎縮の程度別に除菌後の胃がん発生リスクを検討した結果，胃粘膜萎縮の強い症例ほど発がんのリスクが高いことを報告した．韓国の Choi ら[10)]は，胃腫瘍内視鏡治療後患者を対象に除菌による二次がん発生への影響を検討するため，前向き無作為化オープンラベル試験をおこなった．除菌群 444 例，非除菌群 457 例を 3 年間観察した結果，除菌群から 10 例，非除菌群から 17 例の二次がんの発生を認めたが，両群に有意な差はなく，胃腫瘍内視鏡治療後胃に対する除菌治療は二次がんの発生リスクを低下させなかったと報告した．

このように除菌によりある一定程度の胃がん抑制効果が認められるものの，胃体部に萎縮を認める胃潰瘍，早期胃がん・胃腺腫の内視鏡切除後胃では除菌後にも胃がんが発生することはまれではなく，できる限り長期間にわたる経過観察が重要であることがわかる．このような背景から，日本ヘリコバクター学会を主導として，研究推進委員会（1）除菌レジストリー委員会が立ち上がり，除菌治療後の胃がん発症について前向きに登録観察する

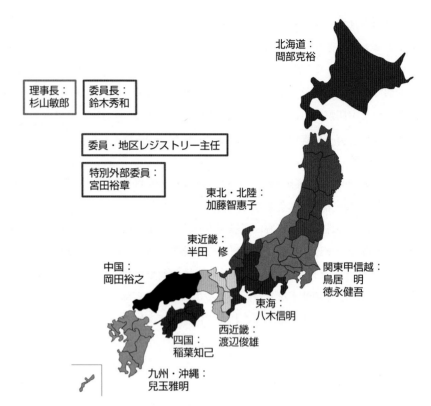

図❶ 日本ヘリコバクター学会
　　　研究推進委員会（1）
　　　除菌レジストリー委員会 地区委員
（巻頭カラー図譜参照）

表❶　観察および検査スケジュール表（灰色網掛け部は通常の診療）

期間	除菌前	除菌	除菌4週後以降	除菌成功確認後	観察期間（登録後20年間）
登録および入力				登録	入力
患者背景	○				
H. pylori 検査	○		○		
内視鏡検査	○				○適宜
治療		○			

プロジェクトが計画された．

3．除菌レジストリー研究の概要について

　現在，保険適用となったヘリコバクター・ピロリ感染胃炎に対する除菌治療の胃がん予防効果については，いまだエビデンスは不足していると思われる．とくに除菌後胃がんのリスク粘膜とは何か，どのような内視鏡所見か，サーベイランスはどのような間隔でいつまでおこなうかなどの解析が急務であり，全国的なデータ収集と詳細な解析が求められている．本研究は日本ヘリコバクター学会研究推進委員会（1）除菌レジストリー委員会が主導となり，除菌成功が確認された症例を登録し，除菌後の胃がん発症について前向きに観察するものである．

　本研究は，一般社団法人日本ヘリコバクター学会研究推進委員会（1）除菌レジストリー委員会がおこなう多施設共同研究であり，その事務局は日本ヘリコバクター学会研究推進委員会にある．

　研究実施医療機関と研究代表者および研究分担者は以

下の通りである（敬称略）．
研究代表者　慶應義塾大学医学部医学教育統轄センター
　　　　　　鈴木秀和
研究分担者　国立病院機構函館病院消化器科　間部克裕
研究分担者　富山大学医学部第三内科　加藤智惠子
研究分担者　京都府立医科大学消化器内科　半田　修
研究分担者　朝日大学村上記念病院　八木信明
研究分担者　大阪市立大学医学部消化器内科　渡辺俊雄
研究分担者　川崎医科大学健康管理学　鎌田智有
研究分担者　香川県立中央病院消化器内科　稲葉知己
研究分担者　杏林大学医学部第三内科　德永健吾
研究分担者　大分大学福祉健康科学部　兒玉雅明
研究分担者　慶應義塾大学医学部医療政策・管理学
宮田裕章
オブザーバー（理事長）　杉山敏郎
また，除菌レジストリー委員会地区委員組織を図❶に示す．

4．研究の対象者と調査項目

今回の研究対象は年齢40歳以上75歳未満で，一般診療の中で H. pylori 除菌療法を実施し，除菌治療の成功が確認できた患者とする．ただし，性別および除菌治療の対象疾患（胃潰瘍，十二指腸潰瘍，胃 MALT リンパ腫，特発性血小板減少性紫斑病，早期胃がんに対する内視鏡治療後胃，ヘリコバクター・ピロリ感染胃炎），保険診療，自由診療の別は問わないこととする．除外基準は患者が本研究への参加を拒んだとき，研究責任者が被験者として本研究への参加を不適当と判断した患者とする．

1）症例数の設定

本研究は探索的に除菌治療の影響を観察するため，偏りのない登録と長期間の経過観察が実際におこなえることを念頭に置いた．その結果，日常診療のなかでの登録，経過観察で無理のない数字として，日本ヘリコバクター学会の H. pylori 感染症認定医が約1,000名であり，専門医1人あたり2年間に除菌治療をおこなう症例を少なくとも100人と仮定した場合，総目標症例数は計算上100,000例となった．

2）WEBへのデータ入力項目

本研究に参加する施設は，専用WEB画面の施設登録画面に施設情報（施設名，診療科，郵便番号，住所，電話番号，FAX番号）および研究責任者および分担研究者情報（氏名，メールアドレス）を登録する．専用WEB画面に入力する患者情報は下記のような日常診療で通常実施されるデータである．
①患者基本情報：性別，生年月，登録施設でのみ連結可能な匿名化ID，胃がん治療歴（時期，方法）
②除菌前の内視鏡実施日，胃粘膜萎縮の程度，鳥肌胃炎の有無，除菌対象疾患
③除菌治療開始日
④除菌判定日，除菌成功確認日，判定方法
⑤除菌成功後の前向き経過観察時：登録後の内視鏡検査実施日，胃がん発見の有無
⑥胃がん発見時：早期・胃がん進行の区別，治療法

3）症例のエントリー

症例のエントリー期間は2017年4月1日（倫理審査承認後）から3年間とし，経過観察は登録後20年間とする．なお，本研究は日本ヘリコバクター学会の倫理委員会による倫理審査を2017年1月28日に受け，2017年3月7日付けで承認されている（17002）．

5．中間解析計画・時期

表❶には除菌レジストリー観察研究の検査スケジュールを示す．各被験者は除菌治療の成功確認後，本研究への同意，その後は20年間の観察期間で参加していただくことになる．除菌成功後の上部消化管内視鏡検査によるサーベイランス（経過観察の間隔）は通常の診療に準じて，学会からは観察間隔の指示はおこなわず，各施設での任意に委ねることとした．本研究は通常の診療行為での登録研究のため，実施中あるいは終了後においても被験者に対し最も適切と考えられる医療を提供することが重要である．評価項目は以下の通りである．

1）主要評価項目

H. pylori 除菌治療が成功した患者の胃がん発生率と

発生時期

2）二次評価項目
a. 登録時の背景因子と胃がん発生率との相関
b. 経過観察率及び経過観察の間隔と胃がん発見率，発見胃がんの進行度

　症例のエントリー期間は3年間で総目標症例数は100,000例であることから，随時症例の登録数の追跡をおこない，目標症例数との隔たりが生じないように症例数を管理しておくことが重要である．また，目標症例カーブに到達しない際には，日本ヘリコバクター学会ホームページからの登録依頼，学術大会，地区委員を中心とした地域における講習会の開催などでの働きかけが必要となる．また，中間解析に関しては通常は10年が中間時期となるが，経過観察が登録後20年間と非常に長期に渡る研究のため，まずは5年後間隔を目途に解析・評価を行うべきであろう．評価項目については，主要項目の胃がん発生率と発生時期，二次項目の背景因子と胃がん発生率との相関，経過観察率及び経過観察の間隔と胃がん発見率，発見胃がんの進行度となる．

おわりに

　日本ヘリコバクター学会研究推進委員会（1）除菌レジストリー委員会が主導となる本研究は，除菌治療成功後の胃がん発症率やそのリスクを検討することにより，「*H. pylori* 感染胃炎」に対する除菌治療の大きな課題を克服することのできる大規模な前向き研究である．今後，学会員が一丸となってこの研究に取り組むことが国民・社会への大きな医学貢献となるであろう．

文献

1) 春間賢，武進，永原章仁ほか：*Helicobacter pylori* 除菌後10年以上経過して発見された胃癌症例の検討．胃と腸 47：1623-1629, 2012
2) Imai T, Kubo T, Watanabe H：Chronic gastritis in Japanese with reference to high incidence of gastric carcinoma. *J Natl Cancer Inst* 47：179-195, 1971
3) Correa P, Cuello C, Duque E：Carcinoma and intestinal metaplasia of the stomach in Colombian migrants. *J Natl Cancer Inst* 44：297-306, 1970
4) Correa P：Human gastric carcinogenesis：a multistep and multifactorial process--First American Cancer Society Award Lecture on Cancer Epidemiology and Prevention. *Cancer Res* 52：6735-6740, 1992
5) Uemura N, Okamoto S, Yamamoto S *et al*：*Helicobacter pylori* infection and the development of gastric cancer. *N Engl J Med* 345：784-789, 2001
6) Kamada T, Tanaka A, Yamanaka Y *et al*：Nodular gastritis with *Helicobacter pylori* infection is strongly associated with diffuse-type gastric cancer in young patients. *Dig Endosc* 19：180-184, 2007
7) Fukase K, Kato M, Kikuchi S *et al*：Effect of eradication of *Helicobacter pylori* on incidence of metachronous gastric carcinoma after endoscopic resection of early gastric cancer；an open-label, randomized trial. *Lancet* 372：392-397, 2008
8) Ford AC, Forman D, Hunt RH *et al*：*Helicobacter pylori* eradication therapy to prevent gastric cancer in healthy asymptomatic infected individuals：systematic review and meta-analysis of randomized controlled trials. *BMJ* 348：g3174, 2014
9) Take S, Mizuno M, Ishiki K *et al*：The long-term risk of gastric cancer after the successful eradication of *Helicobacter pylori*. *J Gastroenterol* 46：318-324, 2011
10) Choi J, Kim SG, Yoon H *et al*：Eradication of *Helicobacter pylori* after endoscopic resection of gastric tumors does not reduce incidence of metachronous gastric carcinoma. *Clin Gastroenterol Hepatol* 12：793-800, 2014

鎌田　智有（かまだ・ともあり）

川崎医科大学健康管理学教授

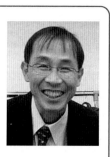

Profile
1989年　山口大学医学部医学科卒業
1994年　広島大学医学部附属病院第一内科医員
1995年　医療法人財団愛人会河村病院
2002年　川崎医科大学消化管内科学講師
2011年　英国オックスフォード大学消化器内科留学
2016年より現職
専門：胃炎，上部消化管の炎症から発がん，消化器がん検診など

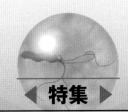

特集
日本ヘリコバクター学会主導の全国除菌レジストリー（登録調査）

全国除菌レジストリー観察研究継続のための体制・留意点・工夫

八木信明＊　尾松達司＊　安田剛士＊

日本ヘリコバクター学会では，除菌レジストリー委員会を発足させ，学会主導で除菌治療後の胃がん発症について前向きに観察するプロジェクト「ヘリコバクター・ピロリ除菌症例の全国前向き調査─全国除菌レジストリー」を2017年4月から開始した．除菌レジストリー委員会の推進委員は全国の地区レジストリー主任として地区レジストリー委員会をとりまとめ，レジストリー体制の構築と推進をおこなう．全国的規模でのデータ集積と解析をおこなうために，地区レジストリー委員会は地域内の密接な連携により参加医師・施設の充実と登録継続をおこなうことになる．的確な除菌療法と継続的な経過観察によって得られる胃がん予防という命題に対する科学的検証のために本研究に是非協力いただきたい．

KEY WORDS
ヘリコバクター学会主導型前向き観察研究，全国除菌レジストリー（JRPE），除菌レジストリー委員会，地区レジストリー体制，症例登録型研究

はじめに

全国的規模でのデータの収集と解析のために日本ヘリコバクター学会では，研究推進委員会の中に除菌レジストリー委員会を発足させ，学会主導で除菌治療後の胃がん発症について前向きに観察するプロジェクト，「ヘリコバクター・ピロリ除菌症例の全国前向き調査─全国除菌レジストリー─（Japan Registry for *H. pylori* Eradication：JRPE）」[1]を2017年4月から開始した．本研究は大規模なデータにもとづいた除菌治療成功症例の胃がん発生率と発生時期，登録時背景因子と胃がん発生率との相関，経過観察率および経過観察の間隔と胃がん発見率，発見胃がんの進行度等をより正確に把握することを目的としている．

本稿では，全国除菌レジストリー観察研究継続のための除菌レジストリー委員会ならびに地区レジストリー委員会の体制・留意点・工夫について概説する．

1．全国除菌レジストリー観察研究の概略と意義

本研究の試験デザインは日本ヘリコバクター学会主導の症例登録型前向き観察研究である．主要目的は「*H. pylori* 除菌治療が成功した患者の胃がん発生率と発生時期を調べること」であり，本研究のように全国レベルの大規模なデータを用いることによって非常に質の高い結

＊Yagi Nobuaki, Omatsu Tatsuji, Yasuda Takeshi／朝日大学村上記念病院消化器内科

果が得られると期待される．また副次的目的は，「登録時背景因子と胃がん発生率との相関，経過観察率および経過観察の間隔と胃がん発見率，発見胃がんの進行度を調査すること」，「経過観察率および経過観察の間隔と胃がん発見率，発見胃がんの進行度を明らかにする」ことである．本研究によって個別リスクに応じた最適な内視鏡検査の間隔が明らかになると考えられる．このように本研究によりわが国から H. pylori および胃がんに関する貴重な新知見が得られ，国際社会の健康福祉増進に役立てる可能性が高く，非常に意義のある研究と考えられる．

2．登録条件と方法

プロトコールの詳細は他稿に詳細に解説されているのでここで登録に関する重要事項のみ述べる．

① 対象は40歳以上75歳未満で，性別および除菌治療の対象疾患，保険診療，自由診療の別は問わないが，除菌成功を確認してはじめて本レジストリーに登録が可能である．

② レジストリー参加資格として，日本ヘリコバクター学会員であること，かつ，倫理講習を受講していることが必須である．倫理講習としてはCITI「人を対象とした研究基盤編」または，ICR-web「臨床研究の基礎知識講座」，各施設主催の上記に準じた内容の倫理講習があげられる．学会主催の倫理講習として日本ヘリコバクター学会がおこなう学術集会での倫理講習会と地区レジストリー委員会がおこなう各地区の倫理講習会がある．

③ 研究担当医師は，日本ヘリコバクター学会ホームページからリンクした専用のWeb画面から登録をおこなう．登録後の上部消化管内視鏡検査による経過観察は通常の診療に準じておこなう．レジストリーのWeb登録画面ではプルダウンメニューを多用しており，入力の手間を省く工夫がされている．エントリー期間は2017年4月1日から3年間であり，経過観察は登録後20年間である．

④ 本研究は「既存情報のみを用いる前向き研究」であり，院内掲示用のポスターや説明書を使用することで倫理指針に則った形式で登録可能である．厚生労働省の疫学研究に関する倫理指針第3章第1項にもとづき，本研究の実施についての情報をインターネット上の日本ヘリコバクター学会ホームページで公開しており，患者医療情報の提供者に拒否の機会を設けている．

3．研究継続のための体制

本研究は日本ヘリコバクター学会が主導する全国多施設共同研究で前向き観察研究である．事務局は日本ヘリコバクター学会研究推進委員会の中に新たに設置された除菌レジストリー委員会が担う．除菌レジストリー委員会（図❶）の推進委員は全国の地区レジストリー主任として地区レジストリー委員会をとりまとめレジストリー体制の構築と推進をおこなうことになる（図❷）．この地区レジストリー委員会の使命は地域における H. pylori 除菌の普及と啓発に当たることであり，このことによって全国的規模でのデータ集積と解析がスムーズにおこなえると考えられる．レジストリー参加資格には日本ヘリコバクター学会員であることがあげられており，学会員に対するレジストリーへの協力要請と継続的な登録体制が必要不可欠である．そのために全国を北海道，東北/北陸，関東甲信越，東海，東近畿，西近畿，中国，四国，九州/沖縄の9地区に分けて地区レジストリー委員会を発足させ，地域毎の密接な連携により参加医師・施設の充実と登録継続をおこなうことになる．地区レジストリー主任が中心となって担当地区に都道府県毎のネットワークを構築し，最終的には複数の都道府県を統括した担当地区ネットワークとして機能させる．具体的には各都道府県の大学病院や基幹病院や医師会の日本ヘリコバクター学会専門医を中心に関連病院，医師会の先生方へのネットワークを構築していくことが近道と考えている．この地区ネットワークを利用して日本ヘリコバクター学会の学術集会の倫理講習会とは別に各地区での倫理講習会なども企画する予定である．全国除菌レジストリーの登録が予定通り遂行できるかはこの地区レジストリー体制の成否にかかっているといっても過言ではない．この観察研究の継続に重要な留意点と工夫について事項に述べる．

```
研究推進委員会（1）除菌レジストリー委員会

担当理事，委員長
鈴木　秀和　　　　慶應義塾大学医学部医学教育統轄センター

副委員長
八木　信明　　　　朝日大学村上記念病院

委員
稲葉　知己　　　　香川県立中央病院内科
岡田　裕之　　　　岡山大学医学部附属病院第一内科
加藤　智惠子　　　富山大学医学部第三内科
兒玉　雅明　　　　大分大学福祉健康科学部
德永　健吾　　　　杏林大学医学部総合医療科
鳥居　明　　　　　東京都医師会・鳥居内科クリニック
半田　修　　　　　京都府立医科大学消化器内科
間部　克裕　　　　独立行政法人国立病院機構　函館病院消化器科
渡辺　俊雄　　　　大阪市立大学医学部消化器内科学

特別外部委員
宮田　裕章　　　　慶應義塾大学医学部　医療政策・管理学教室
```

図❶　除菌レジストリー委員会のメンバー

4．留意点と工夫

①*H. pylori* 除菌療法の問題点に除菌後の未判定症例が少なからず存在することがあげられる．除菌担当医の説明不足や患者の理解不足が原因であるが，この全国除菌レジストリーに登録することで参加者に除菌判定をおこなうことの動機づけになり，除菌判定未施行例を減少させる効果が期待できる．これは，除菌後発がんのリスクと経過観察内視鏡の重要性の説明とともに大事な留意点と思われる．

②本研究の総登録目標症例数は 100,000 例である．これは日本ヘリコバクター学会の *H. pylori* 感染症認定医が約 1,000 名であり，専門医 1 人あたり 2 年間に除菌治療をおこなう症例を少なくとも 100 例と仮定した場合，総登録症例数 100,000 例となる．当院での除菌療法の結果からこの数字の妥当性を検証してみた．村上記念病院で 2015 年 3 月～2017 年 6 月までの 2 年 3 ヵ月で 1,012 例の除菌療法をおこなったが，その結果は，per protocol（PP）で 90.6%（852/940），intention-to-treat（ITT）で 84.2%（852/1,012）の除菌成功率であった．ITT と PP の差，つまり除菌薬処方したが判定まで至らなかった症例は 72 人（7.1%）であった．これは既報に比較しても非常に低い良好な成績であるが，消化管担当医 5 人の対象症例は 100～140 人/2 年間であった．当院のデータからすると 100,000 例に除菌をすると 84,200 人が除菌成功することになるので，本研究に 100,000 例登録するには約 120,000 人の除菌が必要になる．これは理論上専門医一人当たり 2 年間で 120 人の除菌症例を必要とすることになり，一般基幹病院である当院のデータに照らし合わせるとぎりぎり到達可能なラインといえる．しかし，専門医のみでは少々負担になる数字でもある．一方でレジストリー参加資格として，日本ヘリコバクター学会員であること，かつ，倫理講習を受講していることが必須である．つまり専門医の先生方に倫理講習受講とレジストリー参加をお願いすることはもとより，専門医ではない会員の先生方にも倫理講習受講とレジストリー参加をお願いすれば一人当たりの目標登録数は少なくて済む．このために会員，専門医を含めた地区ネット

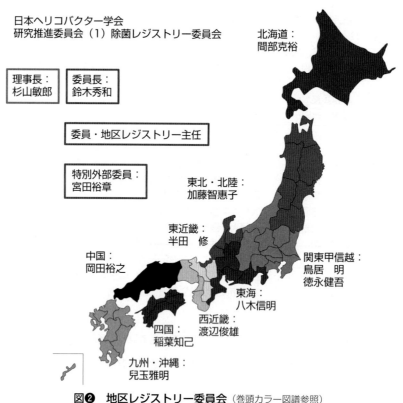

図❷ 地区レジストリー委員会 (巻頭カラー図譜参照)
(鈴木秀和,2017[1])を改変引用)

ワークが必要になってくる．日本ヘリコバクター学会の学術集会倫理講習会だけでは参加機会が少なく，各地区でのレジストリー説明会・倫理講習会が求められる理由である．各地区の中で学会員や専門医の横のつながりを活用してこの全国除菌レジストリーに参加していただける医師を発掘することが地区レジストリー委員会ネットワークの最重要使命である．学会主導の本研究の重要性と意義を十分理解いただき会員の先生方には是非参加していただきたいと考えている．

③現在，実臨床の場ではすべての H. pylori 感染症に対する除菌療法が可能となった．日本ヘリコバクター学会の会員でなくても消化器専門医はもとより一般内科医はたくさんの除菌療法をおこなっている．これらの医師に日本ヘリコバクター学会に入会いただき，本研究に参加してもらうことは地区レジストリー委員会にとっては重要課題の一つである．大学病院や基幹病院の消化器内科医や若手医師に除菌療法の重要性と本研究の意義を各種研究会や勉強会を通して理解していただくことは大変重要なことである．具体的には地域の中での消化器系，検診関係，感染症関連の研究会・勉強会で除菌レジストリー観察研究が開始された事を広報する役割を地区レジストリー委員会が遂行していく必要がある．

おわりに

以上，全国除菌レジストリー観察研究継続のための体制・留意点・工夫について記した．日本ヘリコバクター学会が全国の会員や多くの H. pylori 診療に携わる医師に呼びかけて，除菌後の患者レジストリー研究を進めていくことは社会的使命であり，そのためには研究継続のための体制構築が重要である．的確な除菌療法と継続的な経過観察によって得られる胃がん予防という命題に対する科学的検証のために本研究に賛同され，症例登録にご協力頂き，十分な症例の集積と素晴らしい成果が得られることを期待する．

文 献

1) 鈴木秀和：*H. pylori* 除菌レジストリープロジェクト―ヘリコバクター・ピロリ菌除菌症例の全国前向き調査について―. 日本ヘリコバクター学会誌 **19**：12-16, 2017

八木　信明（やぎ・のぶあき）

朝日大学歯学部付属村上記念病院
消化器内科教授，診療部長，光学診療センター長

Profile

1987 年　京都府立医科大学医学部卒業
　　　　京都府立医科大学附属病院研修医，第一内科
1989 年　朝日大学附属村上記念病院内科助手
2000 年　京都第一赤十字病院消化器内科副部長
2008 年　京都府立医科大学医学部大学院医学研究科
　　　　消化器内科学講師，内視鏡室長
2009 年　京都府立医科大学医学部消化器内科学教室准教授
　　　　消化器先進医療開発講座准教授
2014 年　朝日大学歯学部付属村上記念病院消化器内科教授
2015 年　朝日大学歯学部付属村上記念病院消化器内科教授，
　　　　診療部長，消化器センター長
2016 年より現職
専門：消化管内視鏡診断と治療，胆膵内視鏡診断と治療

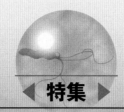

特集

日本ヘリコバクター学会主導の全国除菌レジストリー（登録調査）

全国除菌レジストリー観察研究から発信できる成果・科学的視点

渡辺俊雄＊　藤原靖弘＊

Helicobacter pylori（H. pylori）除菌は初発，異時性胃がんの発症を予防するとの認識が広まっているが，予防の程度，除菌後胃がんに関連する因子あるいは除菌後のサーベイランス法については一定の見解が得られていない．2017年10月からスタートした除菌レジストリーは，登録目標患者数10万人，観察期間20年の大規模なものであり，多くのリアルワールド・エビデンスが集積されるものと期待されている．本レジストリーにより，除菌時の患者背景による除菌後胃がん発症のリスクの層別化がおこなわれて，リスクに応じた除菌後胃がんのサーベイランス法が確立されると考えられている．

KEY WORDS
リアルワールド，胃がん予防，胃粘膜萎縮，胃がんサーベイランス，リスク因子

はじめに

前向きコホート研究やスナネズミを用いた感染実験などによりHelicobacter pylori（H. pylori）感染が胃がんの主要な原因であることが明らかになっている．しかしながら，H. pylori除菌による胃がん抑制効果については，いくつかの介入試験により有効性が示されているもののエビデンスが十分ではなく，除菌後のサーベイランス法についても一定の見解が得られていない．このような背景のもと，2017年10月から日本ヘリコバクター学会が主導する除菌レジストリーがスタートした．本レジストリーは登録目標患者数10万人，観察期間20年の大規模なものであり，H. pylori除菌後の胃がんに関する膨大なデータが蓄積される予定である．

本稿では，H. pylori感染と胃がん発症リスクや除菌による胃がん発症抑制などに関するこれまでの報告を紹介するとともに，除菌レジストリー観察研究による創出が期待されるリアルワールド・エビデンスについて概説する．

1．背景胃粘膜と胃発がんリスク

Uemuraら[1]の先駆的な前向きコホート試験ではH. pylori陽性1,246例，陰性280例を平均7.8年間観察し，陽性群の非除菌群においてのみ36例（2.9％）の胃がん発症が認められている．胃がん発症の頻度は上部消化管の基礎疾患により異なっており，nonulcer dysplasia患者445例から21例（4.7％），胃潰瘍患者297例10例（3.4％），胃ポリープ患者229例からは5例（2.2％）の胃がん発症があったが，275例の十二指腸潰瘍患者からの胃がん発

＊WATANABE Toshio, FUJIWARA Yasuhiro／大阪市立大学大学院消化器内科学

症例はなく，十二指腸潰瘍群とその他の疾患群で発症頻度に有意な差が認められた．また，背景胃粘膜の萎縮の程度により胃がんリスクに明らかな差があり，相対リスク比は，木村・竹本分類[2])にもとづく高度萎縮群で4.9，腸上皮化生群で6.4であった．

また，Masuyama ら[3])は，2001〜2013年に内視鏡を施行した32,854例から除菌後および残胃患者を除いた27,777例の胃粘膜萎縮の程度と胃発がんの検討した結果を報告している．背景粘膜がC-0で萎縮を認めない場合の胃がん発症率は0.04%（2/4,183），C-1，C-2，C-3，O-1，O-2およびO-3で，それぞれ0%（0/4,506），0.25%（9/3,660），0.71%（21/2,960），1.32%（75/56,848），3.70%（140/3,780）および5.33%（160/3,004）で，胃粘膜萎縮の進行とともに胃がんリスクが上昇することが示されている．

2．除菌による胃がん予防

1）初発胃がん予防効果

Wong ら[4])は，中国の福建省において胃がんや胃潰瘍を認めなかった H. pylori 感染者を除菌群と非除菌群に分けて7.5年間追跡した．除菌群と非除菌群の胃がん発症率に差は認めなかったが，萎縮や腸上皮化生などの前がん病変を伴わない患者のサブ解析で除菌による有意な胃がん予防効果が認められている．この結果から，前がん病変が生じる前の早い時期に除菌をおこなうことが有効であると考えられている．

また，You ら[5])も前がん病変合併例を含む3,365人を無作為に H. pylori 除菌群，ガーリック群，ビタミン群（vitamin C および E，セレニウム）に分けて平均7.3年経過観察したが，除菌群を含むすべての治療群で有意な胃がん発症抑制効果は認めなかったと報告した．ところが，同じ集団において観察期間を15年間に延長したところ，ガーリック群やビタミン群では有意な抑制効果を認めなかったが，H. pylori 除菌群で胃がん発症のオッズ比が0.61（95%信頼区間：0.38〜0.96）となり，除菌による初発がんに対する予防効果が認められた[6])．初発胃がん

表❶ 無症候性 H. pylori 感染者において胃がん一人を予防するために必要な除菌治療施行数

国名	性別	生涯リスク（%）	NNT（95% CI）
全体（メタ解析の結果）		2.4	124（78〜843）
中国	男性	19.5	15.1（9.5〜102.6）
	女性	12.4	23.7（14.9〜161.3）
日本	男性	19.2	15.3（9.6〜104.2）
	女性	12.8	23.0（14.5〜156.3）
米国	男性	1.8	163.4（102.9〜1,111.1）
	女性	1.2	245.1（154.3〜1,666.7）
英国	男性	3.1	94.9（59.7〜645.2）
	女性	1.8	163.4（102.9〜1,111.1）

NNT：number needed to treat

（Ford AC *et al*, 2014[7])より改変引用）

は発症リスクが高くないことから，除菌介入による胃がん予防効果を証明するためには，多数の症例数または長期間の観察期間が必要であることを示している．

Ford ら[7])は，無症候性 H. pylori 感染者に対する除菌の胃がん予防効果を検討した報告の中で観察期間が2年以上で，2001〜2013年に発表された6編の無作為化比較試験（RCT）の成績をメタ解析している．胃がん発症は除菌群では3,294例中51例（1.6%），対照群（プラセボまたは無治療）では3,203例中76例（2.4%）であり，除菌群の相対リスク0.66で除菌群での有意な胃がん発症の抑制が認められた．そして，対照群の胃がん発症率2.4%に基づいて，胃がん一人を予防するために必要な除菌治療施行数（number needed to treat：NNT）を算出すると124であった．また，各国の生涯胃がん発症リスクをもとに算出した場合には，胃がん低リスク地域である欧米ではさらにNNTは増加したが，胃がん高リスク地域である日本や中国などの東アジアではNNTは約15となり（**表❶**），少なくともわが国においては H. pylori 除菌療法は最も費用対効果が高いがん予防法の一つであるといえる．

2）異時性胃がん予防効果

Fukase ら[8])は，早期胃がん内視鏡後患者を除菌群（255例）と対照群（250例）に分けて RCT をおこなった．そ

の結果，3年間の観察期間中に除菌群で9例（3.5%），対照群で24例（9.6%）の異時性胃がんを認め，H. pylori 除菌による異時性胃がんの発症抑制が確認された（ハザード比：0.339）．なお，この試験の対象症例では前庭部で約70%，胃体部で45%に組織学的に腸上皮化生が確認され，また約75%の症例で胃体部の中等度以上の内視鏡的萎縮が認められている．したがって，高度萎縮性胃炎を有する高リスク患者においても胃がん抑制効果が証明されたことになる．しかし，本試験の観察期間は3年間と比較的短期間であったことから確認された異時性胃がんのほとんどは見逃しがんまたは潜在がんであり，除菌群における異時性胃がんの減少は新規発症の抑制ではなく，除菌時すでに存在していたがんの発育抑制に起因するのではないかとの議論がある[9]．

一方，Choi ら[10]の観察期間の中央値が3年の韓国におけるRCTでは，H. pylori 除菌による有意な異時性胃がんの抑制は認められていない．しかし，割付けから異時性胃がん発見の期間の中央値は12.4ヵ月と報告されており，この試験においてはエントリー時の見逃し胃がんの頻度が高く，そのために除菌による効果が認められなかった可能性が否定できない．なお，Yoon ら[11]は，これらの2編の無作為化比較試験を含む早期胃がん内視鏡治療後の患者における H. pylori 除菌の二次予防効果に関する13編の報告（RCTが2編，前向き非無作為化試験1編，後ろ向き試験8編，観察研究2編）をメタ解析している．その結果，除菌治療群で有意に異時性胃がんの発症が抑制されており，オッズ比は0.42であった．また，Lee らの2015年5月までに発表された一次，二次予防に関する24編のメタ解析においても，除菌群の胃がん罹患率比（incidence rate ratio）は無症候例0.62，早期胃がん内視鏡治療後例0.46，全体で0.54となり，いずれも除菌による有意な胃がん抑制が認められている[12]．以上のような結果から，除菌の二次予防効果についても肯定的な考えが広まりつつあるが，前述した見逃しがんや潜在がんの問題も含めて，明確な二次予防効果を見出すためにはより長期の観察期間をもった臨床試験が必要である．

3）患者背景と除菌後胃がんのリスク

Take ら[13]は，H. pylori 陽性で除菌治療を施行し，1年以上，最長8.6年間，平均3.4年間，経過観察した消化性潰瘍患者1,120例を対象とした前向きコホート試験において，除菌成功群（n＝944）からは8例，感染持続群（n＝176）からは4例の胃がんを発見している．発がん率は1.21%/5年，3.8%/5年となり，除菌により胃発がんが3分の1に抑制されたが，すべての胃がんは胃潰瘍症例から発症し，十二指腸潰瘍症例からは発症しなかった．さらに，Take ら[14]は観察期間を17.4年（平均9.9年間）に延長した検討において，若年（ハザード比：0.55/10歳減少），木村・竹本分類 C-1，C-2 の軽度胃粘膜萎縮（ハザード比：0.21）が除菌後の初発胃がんの発症低リスクに関連するものであったと報告している．また，Kamada ら[15]の除菌成功後の9年間（観察期間中央値4.5年）の前向き試験においては，全体で1,787例の除菌成功例から20例の胃がんを発見したが，このうち早期胃がん内視鏡治療後患者では105例中6例（5.7%），胃潰瘍患者では575例中12（2.1%）例，萎縮性胃炎患者では453例中2例（0.4%）で，Take ら[13]の報告と同様に十二指腸潰瘍患者からの発がん例はなかった．なお，9年間の累積発がん率が2.2%で，全体の80%が除菌後48ヵ月以内に発見されている．一方，Mori ら[16]は，早期胃がん内視鏡治療後に H. pylori 除菌を施行した患者における異時性胃がんの発症に関する因子を解析し，男性，高度萎縮および初発多発症例が独立した危険因子であったと報告している．

また，H. pylori 除菌後患者と持続感染患者を含むコホートでは，除菌に加えて萎縮の程度，性別，年齢，観察期間などが初発[17][18]または異時性胃がん[19]の発症に関連する因子として報告されている．以上のように，H. pylori 感染者と除菌後患者のあいだには共通した胃がん関連因子が見出されているが（表❷），これらの因子の胃がん発症に及ぼす影響や程度については不明な点が多く，大規模な臨床試験の必要性が高まっていた．

4．レジストリーにおける評価項目

今回のレジストリーでは，登録時に患者情報として

◆ 特集 ▶ 日本ヘリコバクター学会主導の全国除菌レジストリー（登録調査）

表❷　胃がん発症に関連する患者因子

H. pylori 陽性患者		H. pylori 除菌後患者		除菌成功例を含む H. pylori 感染者	
高リスク	低リスク	高リスク	低リスク	高リスク	低リスク
中等度，高度胃粘膜萎縮 腸上皮化生 汎胃炎 体部優勢胃炎	十二指腸潰瘍	胃潰瘍 男性＊ 高度胃粘膜萎縮 多発性胃がん＊	十二指腸潰瘍 軽度胃粘膜萎縮	加齢 60歳以上	女性

＊異時性胃がんのリスク

（文献1，13〜18から引用して表作成）

表❸　除菌レジストリーにおけるおもな入力事項

	基本事項	詳細事項
登録時	性別（男，女） 生年月日 年齢 胃がん治療歴（あり，なし） 除菌治療開始日 除菌成功確認日 除菌前の内視鏡所見 内視鏡施行日 萎縮分類（closed，open） 鳥肌胃炎（あり，なし） 除菌時の疾患（胃炎，胃潰瘍，十二指腸潰瘍，腺腫，過形成性ポリープ，胃がん内視鏡治療後，胃がん術後，胃MALTリンパ腫，その他）	施行日 治療内容（EMR，ESD，手術） 萎縮の程度〔軽度（C-0，C-1，C-2），中等度（C-3，O-1），高度（O-2，O-3）〕
経過観察時	内視鏡施行日 胃がん発生（あり，なし）	診断（早期がん，進行がん） 治療（内視鏡治療，外科手術，その他）

「性別」，「生年月日」などを，除菌時情報として「除菌治療日」，「除菌成功確認日」，「粘膜の萎縮の程度」，「除菌時の疾患」などを入力または選択する．その後経過観察の内視鏡を施行した場合には，「内視鏡施行日」，「胃発がんの有無」などを追加入力し，観察終了時にはその理由を「胃がん発症」（エンドポイント）または「死亡」から選択する（表❸）．本レジストリーは大規模で長期に及ぶために，入力内容を最小限に抑えて，前述した胃がん関連因子をリアルワールドにおいて再評価することを目的としている．

本レジストリーは除菌例のみを対象としているために除菌による胃がん予防効果を直接検討はできないが，年齢，性別，胃粘膜萎縮の程度，併存胃・十二指腸疾患，胃がん既往など患者背景による具体的な除菌後胃がんの発症率を算出し，それにもとづいたリスクの層別化をはかる．

ところで，前述したように除菌後数年以内の比較的早期に発見される胃がんは除菌時の見逃しがんあるいは潜在がんであり，一方それ以降に発見されるものは除菌後の新規発症がんと考えられている[9]．既往を含めた胃がん患者や高度胃粘膜萎縮患者では見逃しがんや潜在がんを合併する可能性が高くなる．除菌がこれらの患者においても既存胃がんの発育抑制だけではなく新規発症も抑

制するならば，胃がん発症率は一定の期間（見逃しがんや潜在がんが発見される期間）は顕著な変動がなく，同程度を推移し，その後は低下に転じると考えられる．しかしながら，除菌の効果が限定的でこのような患者における新規発症を抑制できない場合には，すなわち point of no return が存在するなら，胃がん発症率は長期経過後（新生がんが主体になる時期）も顕著な低下は認められないであろう．20年間の観察期間を設けた今回のレジストリーにより，除菌による胃がん予防効果の本態が明らかになると考える．

また，H. pylori 除菌後の臨床における課題の一つが，エビデンス不足によりサーベイランス法が確立されていないことである．とくに，至適な内視鏡間隔を明らかにすることは重要である．除菌後に発見された胃がんが根治可能な早期がんであった場合には，内視鏡間隔は適切であったと判断できる．本レジストリーでは，除菌後の内視鏡検査に関しては規定せず主治医に一任しているためにさまざまな間隔で患者は内視鏡を受けることになる．したがって，除菌後胃がんを高い確率で早期がんの段階で発見するための内視鏡間隔が，患者リスクごとに明らかにされると考えられる．

おわりに

RCT などは科学的に質の高いエビデンスを生み出すが，適格例を絞り込みすぎると，得られた知見を一般化できないことがある．また，RCT や前向きコホート研究では，治療介入群が必ずしも治療成功群を意味しないことも注意が必要である．たとえば，前述した Fukase ら[8]の H. pylori 除菌の胃がんの二次予防効果を検討した試験においては，除菌群272例のなかで実際に除菌に成功した症例は203例（75％）であり，除菌成功例における異時性胃がん発症率は示されていない．除菌レジストリーにより除菌後胃がんに関するリアルワールド・エビデンスが集積され，実際の臨床にフィードバックされることを期待する．

文献

1) Uemura N, Okamoto S, Yamamoto S et al : *Helicobacter pylori* infection and the development of gastric cancer. *N Engl J Med* **345** : 784-789, 2001
2) Kimura K, Takemoto T : An endoscopic recognition of the atrophic border and its significance in chronic gastritis. *Endoscopy* **1** : 87-97, 1969
3) Masuyama H, Yoshitake N, Sasai T et al : Relationship between the degree of endoscopic atrophy of the gastric mucosa and carcinogenic risk. *Digestion* **91** : 30-36, 2015
4) Wong BC, Lam SK, Wong WM et al : *Helicobacter pylori* eradication to prevent gastric cancer in a high-risk region of China : a randomized controlled trial. *JAMA* **291** : 187-194, 2004
5) You WC, Brown LM, Zhang L et al : Randomized double-blind factorial trial of three treatments to reduce the prevalence of precancerous gastric lesions. *J Natl Cancer Inst* **98** : 974-983, 2006
6) Ma JL, Zhang L, Brown LM et al : Fifteen-year effects of *Helicobacter pylori*, garlic, and vitamin treatments on gastric cancer incidence and mortality. *J Natl Cancer Inst* **104** : 488-492, 2012
7) Ford AC, Forman D, Hunt RH et al : *Helicobacter pylori* eradication therapy to prevent gastric cancer in healthy asymptomatic infected individuals : systematic review and meta-analysis of randomised controlled trials. *BMJ* **348** : g3174, 2014
8) Fukase K, Kato M, Kikuchi S et al : Effect of eradication of *Helicobacter pylori* on incidence of metachronous gastric carcinoma after endoscopic resection of early gastric cancer : an open-label, randomised controlled trial. *Lancet* **372** : 392-7, 2008
9) Kato M, Asaka M, Ono S et al : Eradication of *Helicobacter pylori* for primary gastric cancer and secondary gastric cancer after endoscopic mucosal resection. *J Gastroenterol* **42** (suppl 17) 16-20, 2007
10) Choi J, Kim SG, Yoon H et al : Eradication of *Helicobacter pylori* after endoscopic resection of gastric tumors does not reduce incidence of metachronous gastric carcinoma. *Clin Gastroenterol Hepatol* **12** : 793-800. e1, 2014
11) Yoon SB, Park JM, Lim CH et al : Effect of *Helicobacter pylori* eradication on metachronous gastric cancer after endoscopic resection of gastric tumors : a meta-analysis. *Helicobacter* **19** : 243-248, 2014
12) Lee YC, Chiang TH, Chou CK et al : Association between *Helicobacter pylori* eradication and gastric cancer inci-

dence: A systematic review and meta-analysis. *Gastroenterology* **150**: 1113-1124 e5, 2016
13) Take S, Mizuno M, Ishiki K *et al*: The effect of eradicating helicobacter pylori on the development of gastric cancer in patients with peptic ulcer disease. *Am J Gastroenterol* **100**: 1037-1042, 2005
14) Take S, Mizuno M, Ishiki K *et al*: Seventeen-year effects of eradicating *Helicobacter pylori* on the prevention of gastric cancer in patients with peptic ulcer; a prospective cohort study. *J Gastroenterol* **50**: 638-644, 2015
15) Kamada T, Hata J, Sugiu K *et al*: Clinical features of gastric cancer discovered after successful eradication of *Helicobacter pylori*: results from a 9-year prospective follow-up study in Japan. *Aliment Pharmacol Ther* **21**: 1121-1126, 2005
16) Mori G, Nakajima T, Asada K *et al*: Incidence of and risk factors for metachronous gastric cancer after endoscopic resection and successful *Helicobacter pylori* eradication: results of a large-scale, multicenter cohort study in Japan. *Gastric Cancer* **19**: 911-918, 2016
17) Takenaka R, Okada H, Kato J *et al*: *Helicobacter pylori* eradication reduced the incidence of gastric cancer, especially of the intestinal type. *Aliment Pharmacol Ther* **25**: 805-812, 2007
18) Ogura K, Hirata Y, Yanai A *et al*: The effect of *Helicobacter pylori* eradication on reducing the incidence of gastric cancer. *J Clin Gastroenterol* **42**: 279-283, 2008
19) Maehata Y, Nakamura S, Fujisawa K *et al*: Long-term effect of *Helicobacter pylori* eradication on the development of metachronous gastric cancer after endoscopic resection of early gastric cancer. *Gastrointest Endosc* **75**: 39-46, 2012

渡辺　俊雄（わたなべ・としお）

大阪市立大学大学院消化器内科学病院教授

Profile
1989年　大阪市立大学医学部卒業
1996年　大阪市立大学大学院医学研究科博士課程修了
1999年　大阪市立大学医学部生体情報解析学講座助手
2001年　大阪市立大学大学院医学研究科消化器官制御内科学助手
2003年　大阪市立大学大学院医学研究科消化器内科学講師
2009年　大阪市立大学大学院医学研究科消化器内科学准教授
2017年より現職
専門：薬剤性消化管傷害，H. pylori 感染症，消化管の炎症など

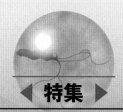

特集 日本ヘリコバクター学会主導の全国除菌レジストリー（登録調査）

世界の類似研究との差異
—欧米とアジア—

兒玉雅明＊　　沖本忠義＊＊　　小川　竜＊＊
岡本和久＊＊　　水上一弘＊＊　　村上和成＊＊

Helicobacter pylori（*H. pylori*）除菌の胃がん抑制効果は多くの報告が示し世界的なコンセンサスを得ているが，否定的な見解も認められる．今回日本ヘリコバクター学会による除菌レジストリーでは，除菌による胃がんリスクの解析，*H. pylori* 感染胃炎に対する除菌保険適用拡大の有用性とその課題が検証されることとなった．除菌による胃がん予防効果の検討は，多くが中国，台湾，韓国，日本といった東アジア地域のものである．世界の地域によって胃がん罹患率は大きく異なり，胃がん高率地域では抑制効果が高いが低率地域では抑制効果が乏しい可能性が指摘されており，地域の特徴に応じた対策の必要性も唱えられている．各国で除菌の大規模介入試験などが進行しているなか，きめ細かい内視鏡診断が可能なわが国における本試験の結果が期待される．

KEY WORDS
Helicobacter pylori（*H. pylori*），除菌治療，胃がん予防，疫学研究

はじめに

Helicobacter pylori（*H. pylori*）除菌治療の適応が拡大し，すでに5年になろうとしている．この5年のあいだに除菌症例数は飛躍的な増加をみた．除菌の胃がん抑制効果に関しては多くの報告が肯定的な結果を示しており世界的なコンセンサスが得られている[1)2)]．しかし，否定的な報告，見解も多く認められる．世界の地域によって胃がん罹患率が大きく異なり，除菌による効果に相違があるため，地域に応じた対策の必要性も唱えられている．今回，日本ヘリコバクター学会による大規模な除菌レジストリーが開始となり，除菌による胃がん発症リスクの解析，ヘリコバクター・ピロリ感染胃炎に対する除菌治療の保険適用拡大の有用性とその課題が検証されることとなった．

本稿では，これまでおもに海外でおこなわれた除菌と胃がん発症に関する報告についてまとめ，これからおこなわれるレジストリー研究との比較をおこなってみたい．

＊KODAMA Masaaki／大分大学福祉健康科学部，大分大学医学部消化器内科
＊＊OKIMOTO Tadayoshi, OGAWA Ryo, OKAMOTO Kazuhisa, MIZUKAMI Kazuhiro, MURAKAMI Kazunari／大分大学医学部消化器内科

◀特集▶ 日本ヘリコバクター学会主導の全国除菌レジストリー（登録調査）

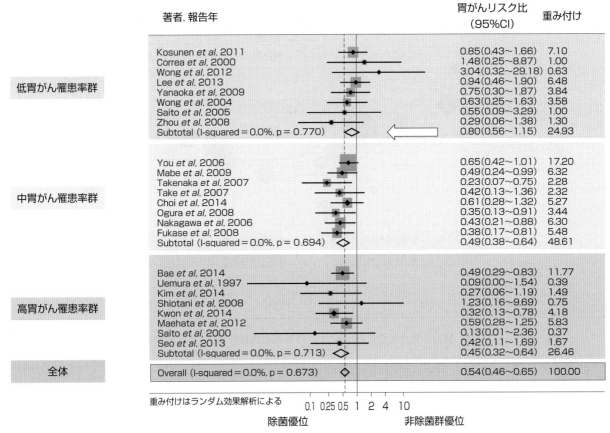

図❶ 胃がん発生率別にみた H. pylori 除菌と除菌後胃がん発症の関連
胃がんリスク比：0.54（95%CI 0.46〜0.65）
低胃がん罹患率群では，有意な胃がん抑制がみられないことが示されている（矢印）．
(Lee YC et al, 2016³⁾より引用)

1．これまでの除菌による胃がん抑制効果の研究

先述のように，今回のレジストリー研究の大きな目標は，除菌後の胃がん発症リスクの解析である．除菌が胃がんを抑制できるかは，依然相反する意見がみられるが，多くは肯定的なものである．しかし，もとの胃がん罹患率が大きく異なるため地域による差異も大きい．また胃がん罹患率と死亡率，胃がん以外のデメリットを考慮する意見もある．

現在までにみられる除菌の胃がん予防研究は，そのほとんどが中国，台湾，韓国，そしてわが国からのものであり，欧米を含むその他の地域からの報告はごく少数である．多くのメタ解析に含まれる研究ももちろん同様の傾向である．

2．胃がん罹患率別の胃がん抑制効果

Lee ら³⁾は，Pubmed をはじめ 8,061 編から基準に適合したものとして最終的に 24 編（14 編の一次胃がん予防に関するものと 10 編の内視鏡治療後の異時性胃がんに関するもの）によるメタ解析を報告している．このなかで，無症候症例の初発がん発生率は 0.62（95%CI 0.49〜0.79），内視鏡的切除術後の異時性胃がんでは 0.46（95%CI 0.35〜0.60），全体では 0.54（95%CI 0.46〜0.65）といずれも有意な除菌後の胃がん抑制効果を示している（図❶）．

また基本となる胃がん発生率を低，中，高度に分けた場合，中，高度では有意に胃がん抑制がみられるが，低率群では，0.80（95%CI 0.56〜1.15）と有意な胃がん抑制が認められていない（図❶❷）．これは，胃がん罹患率が

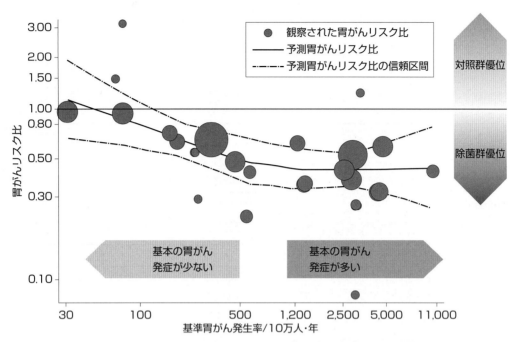

図❷ 胃がん発生率別にみた H. pylori 除菌と除菌後胃がん発症の関連
（Lee YC *et al*, 2016[3] より引用）

低い集団では，高い集団よりも胃がん抑制効果が下がる可能性を示している．しかし Lee らは低率群においても除菌は有益であると考察している．

同様に地域差を指摘した報告として，Ford ら[4]は 2001〜2013 年の 1,560 件中，条件に適格な 6 編によるメタ解析をおこなっている．このなかで H. pylori 陽性，健常無症候の除菌後 2 年以上の成人における胃がん発症は，除菌 3,294 例中 51 例（1.6%），対照群では 3,203 例中 76 例（2.4%）であり，相対リスク（RR）は 0.66（95% CI 0.46〜0.95）と有意に除菌群で初発胃がんの抑制を認めている．

Ford ら[4]は同時に，胃がん 1 人を予防するための人数〔NNT（Number needed to treat）〕は，中国や日本の男性では 15 人程度，英国の女性は 163.4 人，米国の女性では 245.1 人となり，除菌は胃がん多発地域における健康無症候のアジア人にて初発胃がんリスクを低下させるが，この結果は他地域には当てはまらないとしている（表❶）．

IARC の統計から英国女性の胃がんの 10 万人あたり年齢調整罹患率は 4.8，死亡率は 3.1 である一方，わが国の男性では，罹患率 80.4，死亡率 24.1 と大きく異なる．こ

表❶ 胃がん一人を予防するために必要な除菌治療をおこなう人数

国名	性別	生涯リスク(%)	NNT（95%CI）
中国	男性	19.5	15.1（9.5〜102.6）
	女性	12.7	23.7（14.9〜161.3）
日本	男性	19.2	15.3（9.6〜104.2）
	女性	12.8	23.0（14.5〜156.3）
米国	男性	1.8	163.4（102.9〜1,111.1）
	女性	1.2	245.1（154.3〜1,666.7）
英国	男性	3.1	94.9（59.7〜645.2）
	女性	1.8	163.4（102.9〜1,111.1）

除菌による胃がん抑制効果には地域差がある．
NNT：number needed to treat
（Ford AC *et al*, 2014[4] より改変引用）

れらの結果では，胃がんリスクが低い地域よりも高い地域での除菌抑制，また経済的効果も高いことが示されている．

3．除菌の胃がん予防に関する国別の研究

胃がん罹患率別にみても，除菌による胃がん予防効果検討がおこなわれているのは高い罹患率を示す日本，中

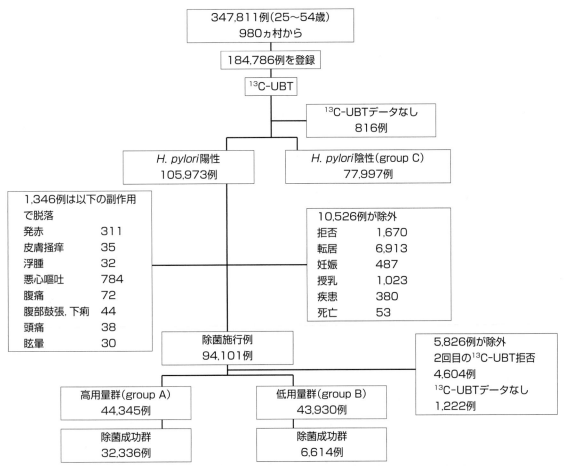

図❸ 中国における大規模な除菌介入試験 症例登録のフローダイアグラム
(Pan KF et al, 2016[10]) より改変引用)

国,韓国といった東アジア地域が中心である.

Leeら[3]のメタ解析においても,解析に用いられたものはほとんどがわが国をはじめとする東アジア地域のものである(日本12編,中国4編,台湾1編,韓国5編,コロンビア1編,フィンランド1編).他地域の2編のなかで北欧フィンランドからのコホート研究1編は解析論文中最も基本の胃がん発生率が低いものである[5].Fordらの報告では,他地域として中南米コロンビア[6]が1編含まれる以外は中国,日本のRCTである.

Yoonら[7]は,胃腫瘍内視鏡的切除術後の除菌後異時性胃がんに関するメタ解析をおこない,13報においてOR 0.42(95%CI 0.36〜0.56),p=0.000であった.前向き試験3報によるサブ解析ではOR 0.39(95%CI 0.20〜0.70),p=0.005であり,除菌は内視鏡的切除術後の異時性胃がんを抑制し得るとし,内視鏡切除後の除菌を推奨すると結論している.

4.中国からの報告

胃がん発症率が高い山東省臨朐県(Linqu county, Shandong Province)での介入試験が多数報告されている.例として,除菌薬もしくはプラセボ投与1,024例,COX-2阻害薬(セレコキシブ)24ヵ月もしくはプラセボ投与の群の比較において,胃がん発症のORは除菌2.19(95%CI:1.32〜2.40),セレコキシブ1.72(95%CI 1.07〜2.76)がプラセボ投与と比較し有意に胃がん発症を抑制している[8].

また同じく山東省の3,365人を対象とした除菌介入試験にて,除菌後14.7年という長期フォローアップでは,胃がん罹患率はOR 0.61(95%CI 0.38〜0.96),p=0.032と有意な低下を認め,15年間で39%の減少を認めたとし

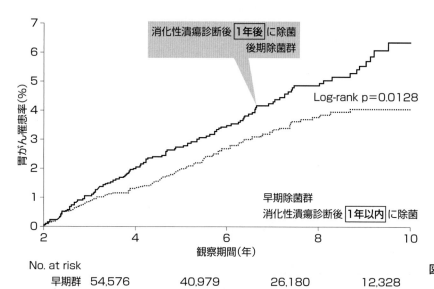

図❹ 消化性潰瘍症例，早期除菌群と後期除菌群の胃がん罹患率の比較
(Wu CY et al, 2009[13]より改変引用)

ている[9]．しかし，胃がん死亡率は HR 0.66（95％CI 0.36〜1.28），p＝0.22 と減少はしているものの有意差は示せなかった．この介入試験では，内視鏡検査は4〜5年の間隔であり，診断，またとくに死亡率に関してはわが国と異なる状況にあることが考えられる．

この山東省臨朐県における RCT では，980ヵ村，347,811人25〜54歳のなかから 184,786 人を登録し尿素呼気試験（UBT）を施行，105,973人の H. pylori 陽性者のうち94,101人に対して除菌をおこなうという大規模な介入試験がおこなわれている（図❸）[10]．高用量群（group A）44,345 例は，オメプラゾール（20 mg）b.i.d，テトラサイクリン（750 mg）t.i.d，メトロニダゾール（400 mg）t.i.d，クエン酸ビスマス（300 mg）b.i.d，10 日間投与されている．一方，低用量群（group B）43,930例では，テトラサイクリンとメトロニダゾールのプラセボとオメプラゾール（20 mg），クエン酸ビスマス（300 mg）を1回投与されている．

著者の Pan らは，これが今後胃がん予防戦略の医療経済的な問いへの最終的な回答となろうと述べている．

この研究は，欧州ヘリコバクター研究グループによる H. pylori 感染ガイドライン（マーストリヒトⅤ）においても言及され，胃がん予防に関する除菌について有益か不都合な結果のいずれかに関してより信頼できるデータが出されるだろうとしている[11]．

5．台湾からの報告

Lee ら[12]は，台湾の馬祖島において30歳以上の住民に対して test and treat を実施した地域ベースの研究をおこなっている．登録した 4,121 例に対し 5 年間の wash out 期間後 1,762 人を除菌し 4 年後に変化を検討している．それによると地域レベルで見積もられる除菌効果78.7％（95％CI 76.8〜80.7％）であり，同じく萎縮は77.2％（95％CI 72.3〜81.2％）と除菌による有意な効果が見積もられた．一方，腸上皮化生に対しては有意な効果が認められなかったとしている（38.9，95％CI 35.6〜42.2％）．

2004年にこの胃がん予防プログラムが開始以降，媽祖島での胃がん罹患率は減少しているが，胃がん罹患率，死亡率の低下の評価には更なる長期間の検討が必要としている．

やや解析の傾向は異なるが，Wu ら[13]は，台湾における人口 2,374 万人の99％以上を含む国民健康保険（National Health Insurance Database）のデータを用いた大規模な解析をおこなっている．消化性潰瘍と診断され 1 年以内除菌 54,576 例と，1 年以降除菌の 25,679 例の後ろ向き比較で，1 年以内除菌早期除菌群が標準化罹患比1.05（95％CI：0.96〜1.14），1 年以降除菌の後期群は 1.36

（95% CI：1.24〜1.49）であり，有意なリスク増加を認めた（図❹）．早期群は後期群に対してHR 0.77（95%CI：0.60〜0.99），（p＝0.038）と有意に胃がんリスクの軽減が指摘されている．このような大規模データの使用が可能なのは，疫学調査において大変有用と思われる．

6．韓国からの報告

韓国からも，多くの除菌による胃がん抑制効果が報告されているが，Choiら[14]の胃がん内視鏡切除後の無作為化比較試験（RCT）以外の多くは後ろ向き研究である．

現在，国家胃がん検診の内視鏡検診受診者を対象とした介入試験がおこなわれており，その結果が待たれる．

また，韓国では，この国立がん検診プログラム（Korean National Cancer Screening Program）が設立され，無償での対策型検診制度が確立されている[15]．そのため検診受診率は，2013年わが国で男性45.8％，女性33.8％に対して[16]，韓国では約7割と非常に高い水準である[15]．国立がん検診プログラムにおいて，内視鏡検査を受けた場合の胃がん死亡のORは，0.53（95％CI：0.51〜0.56）に対し，上部消化管造影検査では0.98（95％CI：0.95〜1.01）であり，内視鏡検査を受けた群で有意に胃がん死亡リスクの低下がみられる．また内視鏡回数が1回0.60（95％CI：0.57〜0.63），2回0.32（95％CI：0.28〜0.37），3回0.19（95％CI：0.14〜0.26）と増加するほど胃がん死亡リスクの低下が認められる[17]．

韓国におけるRCTは，先述のChoiら[14]がおこなっている．内視鏡的胃切除術後901例を登録，除菌群444例，非除菌群457例に無作為化し，3年の観察で除菌群10例，非除菌群17例に異時性胃がんを認め，両群間に有意差を認めなかった（p＝0.15）．研究デザインは，除菌による異時性がんの抑制効果を示した〔OR 0.353（95％CI 0.161〜0.775，p＝0.009）〕，わが国のFukaseら[18]とほとんど同様である．Fukaseらは，早期胃がんの内視鏡的胃切除術後744例を登録し，最終的に除菌群255例，非除菌群250例を解析した．3年間で除菌群中9例，非除菌群中24例の異時性がんを認め〔OR 0.353（95％CI 0.161〜0.775，p＝0.009）〕，除菌による異時性がんの抑制効果を示している．

両者の相違点として，①Fukaseらが早期胃がん治療後であるのに対し，Choiらは早期胃がんに加えdysplasiaが含まれる．②Choiらは除菌群，非除菌群に各々 *H. pylori* 陽性例，陰性例が含まれる．③エントリー時期はFukaseらが無作為化までの期間が15.3年後まで含まれ，Choiらは全症例ESD治療2週間後に除菌されている等があり，これらの差が異なる結果につながった可能性がある．

Kimら[19]は，389例のコホート研究にて，萎縮性胃炎のリスク因子は *H. pylori* 感染，61歳以上，CagA，VacA m1陽性としている．腸上皮化生では，*H. pylori* 感染，61歳以上，喫煙歴，辛い食事，職業，*IL10-592* の多型性があげられ，*IL10-592* のG carrierは腸上皮化生進展を抑えるとしている．腸上皮化生においては環境因子や宿主因子も大きく関与しているのが興味深い．

7．欧米からの報告

東アジアから以外では，除菌による胃がんリスクを評価した報告に乏しい．欧州では，胃がんリスクが最も低い地域とされるフィンランドからKosunenら[5]によるコホート研究がある．1986〜1998年に26,700人を対象とし，抗体価の推移から除菌成功群3,650例，感染持続群11,638例，未感染群11,422例を平均10.1年観察している．除菌成功群で5年未満の胃がんリスク比は1.62だが，6年目以降は0.14（95％CI：0.00〜0.75）と低下がみられる．これより除菌は遅い時期の胃がん発症を有意に抑制し，除菌の効果は数年経過してから認められるとしている．ちなみにフィンランドでの胃がん罹患率および死亡率は男女合わせて各7.8，5.7と欧州内でもかなり低い[20]．

このように各地域により胃がん罹患率などが異なり，研究対象，除菌効果も各地域での特色がみられる．

8．各研究との比較

今回のレジストリー研究では，全国10万例の除菌例における20年間の追跡を計画している．他国の大規模スタディ等と比較すると，①地域の偏りが少ない，②症例数，観察期間ともに規模が大きい，③内視鏡検査，診断が頻

繁におこないやすいわが国では，的確な時期における胃がん診断が可能である，という特色がある．

他国では，胃がんの組織診断が異なることからわが国で定義される早期胃がんに対しての対策がおこなわれないこと，医療経済的な面から頻繁な内視鏡検査がおこなわれずに進行症例，また死亡例につながる可能性が考慮される．他国データにて，胃がん罹患率は改善がみられても死亡率の改善に関して疑問符がつけられるのは，このような点にあることも考慮される．

さらに，多人数に対する除菌が，腸内細菌に及ぼす影響[21]，またH. pylori以外の細菌での耐性菌増加を危惧する意見もみられる[11]．本研究の進行とともに，胃がんの組織診断，内視鏡診断の適正化が望まれる．

おわりに

除菌と胃がんの関連を示した各国の研究，報告に関して述べた．最大の胃がん多発地域であるわが国をはじめ東アジアで研究が進行しているが，諸外国においても東欧地域，中央アジア地域など胃がん多発国があり，また胃がん頻度が低い地域でもかえって進行がん症例が問題となっている．各国の大規模スタディおよび今回のレジストリー研究が胃がん撲滅に向けた一助となることが期待される．

文献

1) Herrero R, Park JY, Forman D：The fight against gastric cancer- the IARC Working Group report. *Best Pract Res Clin Gastroenterol* **28**：1107-1114, 2014
2) Sugano K, Tack J, Kuipers EJ *et al*：Kyoto global consensus report on *Helicobacter pylori* gastritis. *Gut.* **64**：1353-1367, 2015
3) Lee YC, Chiang TH, Chou CK *et al*：Association Between *Helicobacter pylori* eradication and gastric cancer incidence：a systematic review and meta-analysis. *Gastroenterology* **150**：1113-1124, 2016
4) Ford AC, Forman D, Hunt RH *et al*：*Helicobacter pylori* eradication therapy to prevent gastric cancer in healthy asymptomatic infected individuals：systematic review and meta-analysis of randomised controlled trials. *BMJ* **348**：g3174, 2014
5) Kosunen TU, Pukkala E, Sarna S *et al*：Gastric cancers in Finnish patients after cure of *Helicobacter pylori* infection：a cohort study. *Int J Cancer* **128**：433-439, 2011
6) Correa P, Fontham ET, Bravo JC *et al*：Chemoprevention of gastric dysplasia：randomized trial of antioxidant supplements and anti-*Helicobacter pylori* therapy. *J Natl Cancer Inst* **92**：1881-1888, 2000
7) Yoon SB, Park JM, Lim CH *et al*：Effect of *Helicobacter pylori* eradication on metachronous gastric cancer after endoscopic resection of gastric tumors：a meta-analysis. *Helicobacter* **19**：243-248, 2014
8) Wong BC, Zhang L, Ma JL *et al*：Effects of selective COX-2 inhibitor and *Helicobacter pylori* eradication on precancerous gastric lesions. *Gut* **61**：812-818, 2012
9) Ma JL, Zhang L, Brown LM *et al*：Fifteen-year effects of *Helicobacter pylori*, garlic, and vitamin treatments on gastric cancer incidence and mortality. *J Natl Cancer Inst* **104**：488-492, 2012
10) Pan KF, Zhang L, Gerhard M *et al*：A large randomised controlled intervention trial to prevent gastric cancer by eradication of *Helicobacter pylori* in Linqu County, China：baseline results and factors affecting the eradication. *Gut* **65**：9-18, 2016
11) Malfertheiner P, Megraud F, O'Morain CA *et al*：Management of *Helicobacter pylori* infection-the Maastricht V/Florence Consensus Report. *Gut* **66**：6-30, 2017
12) Lee YC, Chen TH, Chiu HM *et al*：The benefit of mass eradication of *Helicobacter pylori* infection：a community-based study of gastric cancer prevention. *Gut* **62**：676-682, 2013
13) Wu CY, Kuo KN, Wu MS *et al*：Early *Helicobacter pylori* eradication decreases risk of gastric cancer in patients with peptic ulcer disease. *Gastroenterology* **137**：1641-1648, 2009
14) Choi J, Kim SG, Yoon H *et al*：Eradication of *Helicobacter pylori* after endoscopic resection of gastric tumors does not reduce incidence of metachronous gastric carcinoma. *Clin Gastroenterol Hepatol* **12**：793-800, 2014
15) 伊藤公訓，保田智之，小刀崇弘ほか：韓国における*Helicobacter pylori*除菌と胃がん対策. *Helicobacter Research* **21**：326-329，2017
16) 癌の統計'16 公益財団法人 がん研究振興財団. 国立がん研究センターがん情報サービス. http://ganjoho.jp/reg_stat/statistics/brochure/backnumber/2016_jp.html
17) Jun JK, Choi KS, Lee HY *et al*：Effectiveness of the Korean national cancer screening program in reducing gastric cancer mortality. *Gastroenterology* **152**：1319-1328, 2017

18) Fukase K, Kato M, Kikuchi S *et al*：Effect of eradication of *Helicobacter pylori* on incidence of metachronous gastric carcinoma after endoscopic resection of early gastric cancer：an open-label, randomised controlled trial. *Lancet* **372**：392-397, 2008
19) Kim N, Park YS, Cho SI *et al*：Prevalence and risk factors of atrophic gastritis and intestinal metaplasia in a Korean population without significant gastroduodenal disease. *Helicobacter* **13**：245-255, 2008
20) International Agency for Research on Cancer（IARC）/EUCAN. Gastric cancer：Estimated incidence, mortality & prevalence for both sexes, 2012. Available from：http://eco.iarc.fr/EUCAN/Cancer.aspx?Cancer=8#block-table-a（link is external）.
21) Park JY, Forman D, Greenberg ER *et al*：*Helicobacter pylori* eradication in the prevention of gastric cancer：are more trials needed? *Curr Oncol Rep* **15**：517-525, 2013

兒玉　雅明（こだま・まさあき）

大分大学福祉健康科学部教授

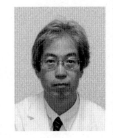

Profile
1990年　大分医科大学医学部卒業
1994年　大分医科大学大学院医学研究科修了
　　　　大分医科大学医学部附属病院（内科第2）医員
2000年　大分医科大学医学部附属病院（総合診療部）助手
2002年　同　講師
2007年　大分大学医学部附属病院（内視鏡診療部）講師
2009年　大分大学保健管理センター講師
2013年　大分大学医学部内視鏡診療部診療教授
2016年より現職
専門：消化器内科，上部消化管，*H. pylori*感染症

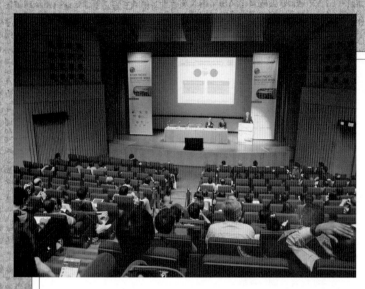

写真1 学会会場の様子

Helicobacter pylori ニュース
(2017 Sept 23〜26 In Hong Kong)

アジア太平洋消化器病週間
Asia Pacific Digestive Week (APDW) 2017

上野真行

(倉敷中央病院消化器内科)

　2017年9月23〜26日の期間に香港で開催されたアジア太平洋消化器病週間(Asia Pacific Digestive Week：APDW) 2017に参加してきました．会場は香港島北部の湾仔(ワンチャイ)に位置する，コンベンション＆エキシビジョンセンター(**写真1**)でした．複合タイプの会議展覧施設としてはアジアで2番目の規模を誇るらしく，コンサートや映画のプレミア上映イベントなどでも良く利用されているようです．香港市街は地下鉄(MTR)が発達しており，便数も多いため，ちょっとした移動にも便利でした．

　9月23日はpre-congress day(**写真2**)であり，Post-graduate courseやNurse programが主体で，一般的な口演発表やポスター発表(**写真3**)は9月24日以降に用意されていました．*Helicobacter pylori*(*H. pylori*)に関する口演発表としては，"*H. pylori*：Consensus or Controversies？"と題したセッションが9月24日の朝一番に

ありました．8時15分開始という早い時間帯にもかかわらず会場はすぐに満席となり，各国がこの領域に寄せている関心の高さが伺えました．以下，発表内容について簡単に報告させていただきます．

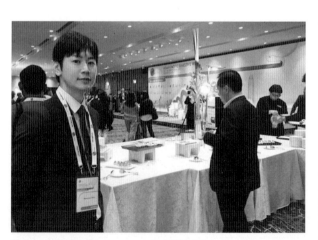

写真2 学会初日(pre-congress day)におこなわれたwelcome receptionの様子

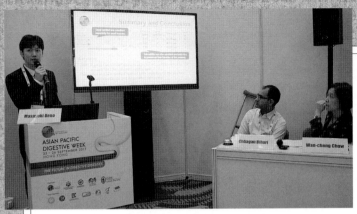

写真3　筆者の発表（Moderated e-poster）
ポスター発表用に五つのブースが用意されていました

1．Maastricht Consensus Ⅴ
　　――Peter Malfertheiner 先生

　まずは，2015年10月におこなわれた Maastricht コンセンサス会議の結果について，Malfertheiner 先生からレビューがありました．24ヵ国から43人の専門家が集結して開催された会議であり，その結果はすでに論文化されておりますので，詳細はそちらをご参照ください（Malfertheiner P et al, Gut **66**：6-30, 2017）．わが国の臨床と異なる点としては，このコンセンサス会議ではディスペプシア症状をもつ患者に対して，endoscope-and-treat strategy ではなく，test-and-treat strategy を推奨しています．これは五つのRCTを根拠としており，内視鏡検査はコストに見合うだけのメリットがないと考えられ，ディスペプシア症状を有する患者で H. pylori の検査が陽性であれば，内視鏡を省略して除菌治療をおこなってもよいとしています．ただ，50歳以上や警告症状のある患者では内視鏡を省略すべきではなく，また H. pylori の有病率が低い地域では endoscope-and-treat strategy を考慮してもよいとしています．除菌治療のレジメンについてもわが国と差異がみられますが，これについては省略します．

2．Kyoto consensus of H. pylori gastritis- reclassification of gastritis
　　――Kentaro Sugano 先生

　つぎに，京都コンセンサス会議の結果について，菅野先生からレビューがありました．ICD-10 や Sydney 分類など，従来の胃炎分類の問題点を明示したうえで，etiology-based で漏れや重複がないように再分類したことを説明されていました．一方で，Menetrier 病や門脈圧亢進性胃症を"gastritis"とよんでよいのか，"gastropathy"として区別すべきなのかなど，今後の課題も述べられていました．内容の詳細についてはすでに論文として報告されており（Sugano K et al, Gut **64**：1353-1367, 2015），今回は省略します．

3．Treatment of H. pylori in Asia：First-line and rescue therapy――Jaw-town Lin 先生

　Lin 先生からは，H. pylori 除菌治療のエビデンスについてのきわめて明快なレビューがありました．具体的には，治療期間としては7日間や10日間より14日間，酸分泌抑制薬としては PPI よりボノプラザン，抗菌薬の種類についてはレボフロキサシン（LVFX）よりクラリスロマイシン（CAM）（一次除菌），3剤療法より4剤療法といった内容を紹介されていました．また，遺伝子検査で薬剤耐性を調べて治療レジメンを決定する susceptibility-guided therapy については，一次治療においては有効性を示すデータがあるものの，三次治療においては結果がまちまちであり，現時点では susceptibility-guided therapy を推奨するか従来の empirical therapy を推奨するかは専門家のあいだでも意見が分かれているとのことでした（これについては，初の大規模RCTの結果が本学会で報告されましたので，後述します）．empirical に三次除菌をおこなう際の注意点としては，CAM, MNZ, LVFX の再投与を避けること（アモキシシリン，テトラサイクリンは再投与可），4剤治療をおこなうこと，14日間の投与期間，高用量のPPI（もしくはボノプラザン）をあげられていました．

4．H. pylori and inflammation driven gastric cancer――Yoshio Yamaoka 先生

　セッションの締めくくりとして，山岡先生から少し基

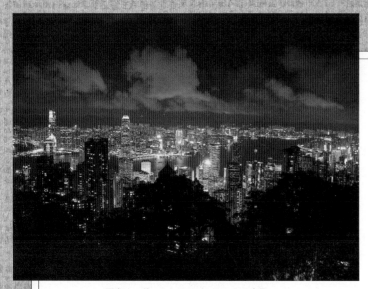

写真4　ヴィクトリアピークからの夜景

礎的なお話がありました．East Asian type の CagA をもつ *H. pylori* は発がん性が高いことが知られていますが，胃がんの有病率が世界で第2位であるモンゴルでは，CagA のほとんどが Western type であるそうです．*H. pylori* の感染率がほぼ同等で，East Asian type の CagA が主体のブータンと比較すると，内視鏡的な炎症や萎縮はブータンのほうが強いにもかかわらず，胃がん発生率はモンゴルのほうが高いとのことでした．ここから，CagA 以外にも発がんにかかわる因子が存在することが示唆され，VacA や OMP がその候補になるのではないかと話されていました．

5．その他の発表

三次治療以降における susceptibility-guided therapy の有効性を検証した RCT の結果について，Po-yueh Chen 先生から発表がありました（この発表は IDDF YIA Winner Presentation として表彰されていました）．410人の患者を対象とした多施設無作為化試験で，既治療レジメンから治療薬を選択する empiric therapy と，遺伝子検査（*GyrA* および 23S rRNA）にもとづいて治療薬を選択する susceptibility-guided therapy を比較した結果，除菌成功率に有意差は認められないとい

う結果でした．

6．香港観光について

会場のある香港島北部は観光をするうえでも非常にアクセスの良い場所で，最後のセッションを聴き終わった後からでも十分観光を楽しめました．一番の見所は何といってもヴィクトリアピークから見下ろす夜景です．「100万ドルの夜景」という別名で有名ですが，思わず息をのんでしまう美しさでした（**写真4**）．丘を登るのにはケーブルカーがお勧めですが，非常に混雑していたので事前に予約しておくのが良いかもしれません．その他，バスの2階部分に座って市街地を案内してもらうオープントップバスは香港観光の定番のようで，これもまた夜景が綺麗でした（**写真5**）．

おわりに

次回の APDW2018 は 2018年11月15～18日に韓国，ソウルで開催されます．飛行機で2時間弱と非常にアクセスが良く，是非参加したいと思います．

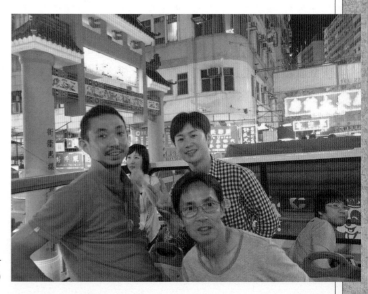

写真5　オープントップバスは香港市街観光の定番のようです
（左：土井顕先生，右手前：西村直之先生，右奥：筆者）

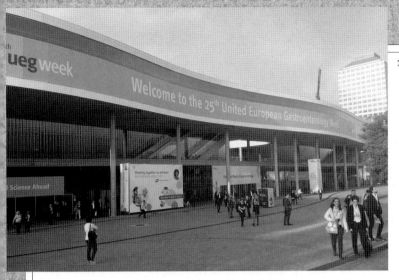

写真1　会場のFira de Barcelona

Helicobacter pylori ニュース
(2017 Oct 28〜Nov 2 In Barcelona)

第25回欧州消化器病学会週間 United European Gastroenterology Week (UEGW) 2017

下立雄二
(倉敷中央病院消化器内科)

はじめに

第25回欧州消化器病学会週間 (United European Gastroenterology Week：UEGW) 2017は2017年10月28日〜11月2日の5日間の会期で開催されました．学会ホームページによると参加者は12,810人，演題数は2,341演題，演題採択率は68.13%であったようです．開催地はスペインのバルセロナで，会場はバルセロナ市郊外のFira de Barcelona (**写真1**) でした．2年前のUEGW2015開催時においては会場の最寄駅はバルセロナ市内のスペイン広場 (Pl. Espanya) からMetro (L8) で3駅目のEuropa Firaであり，そこから会場までシャトルバスが出ていました．今回はMetro (L9) が会場近くまで延伸しており，より会場までの交通が便利になっていました．昼にはサンドイッチとリンゴまたは梨1個，ミネラルウォーター350m*l* 1本が配られますが，ランチョンセミナーはなく，昼休憩の時間を利用してポスター演題の発表がおこなわれます．演題は2年前と比較して肝胆膵分野のセッションが増えている印象でした．

口演としてSymposiumとFree paper sessionがあり，ポスター演題としてはUpper GI，Lower GI，Endoscopy/Surgery，IBD，Biliary/Pancreas/Liverの5分野に会場が分かれていました．本題の*Helicobacter pylori* (*H. pylori*) 関連ですが，「pylori」をキーワードに演題を検索すると87演題 (ポスター：51演題，：口演36演題) がありました．以下に私が興味をもった発表に関して報告させていただきます．

2．高齢者に対する *H. pylori* 除菌は胃がん予防において有用か：Benefits of *H. pylori* eradication in preventing gastric cancer in the older population：results from a population-based study (Leung et al)

H. pylori に対する除菌治療は胃がん予防において有用性が証明されているが，高齢者 (60歳以上) における胃がん予防効果に関しては，十分なデータがない．今回のUEGW2017において，Leungらの報告以外にも高齢

者に対する H. pylori 除菌治療の適応/必要性に関して報告が散見された．Leung らは 2003〜2012 年にかけて香港で H. pylori 除菌治療をおこなった 63,397 例を対象として H. pylori 除菌治療による胃がんの予防効果を検討した．中央値 7.4 年間の観察期間において 153 例（0.2%）に胃がんが発生し，12 年後の推定累積胃がん発生率は 0.1%（40 歳未満），0.3%（40〜59 歳）0.8%（60 歳以上）であり，年齢をマッチさせた対照群と比較して 60 歳以上の症例においては有意に胃がんの予防効果がみられた．

3．H. pylori 除菌治療と炎症性腸疾患の病勢に関する検討：Safety and efficacy of Helicobacter pylori eradication in patients with inflammatory bowel disease（Shinzaki et al）

H. pylori 除菌治療をおこなった炎症性腸疾患（IBD；潰瘍性大腸炎またはクローン病）患者 144 例および年齢，病名，病変の局在，重症度をマッチしたコントロール群 285 例を対象として IBD 患者における H. pylori 除菌治療の影響と治療成績を報告した．除菌 2 ヵ月後および 6 ヵ月後の IBD の再燃率は 8.3%，11.8% であり，コントロール群と比較して差を認めなかった．また除菌成功率も一次除菌 82.9%，二次除菌 90.4% であり，既報の一般的な除菌成功率と比較して遜色のない結果であった．

4．HIV 感染者における H. pylori 感染の現状に関する検討：Helicobacter pylori infection status in human immunodeficiency virus-positive patients（Kato et al）

Kato らは 290 例の HIV 感染者において，H. pylori 感染診断および上部内視鏡検査が施行された 40 例を retrospective に解析し，HIV 感染者における H. pylori 感染状態と除菌治療の成績に関して報告した．H. pylori 陽性例では H. pylori 陰性例に比較して抗ウイルス治療（antiretroviral therapy：ART）の治療歴が有意に多くみられたが，末梢 CD4 陽性細胞数は差がなかった．Kato らは ART によって H. pylori 感染が再活性化される可能性が示唆されると報告した．また除菌治療成績に関しては一次除菌成功率が 37.5%，二次除菌成功率が 77.7% であり，HIV 非感染者における除菌成功率と比較して低い結果であった．HIV 感染者では HIV 関連感染症に対して抗生剤が使用される場合が多く，抗生剤に対する耐性が HIV 非感染者と比較して高い可能性が推察されるが，本報告では抗生剤耐性に関する検討はなかった．

5．H. pylori 基礎研究関連：Long-term effects of H. pylori eradication on molecular alterations related to gastric carcinogenesis（Watari et al）

H. pylori 除菌治療後にも一定の割合で胃がんが発生することが報告されており，除菌治療後の胃がん発生リスクを予測するサロゲートマーカーとして Watari らは胃粘膜生検材料（萎縮粘膜と腸上皮化生粘膜からそれぞれ 1 ヵ所ずつ施行）を用いた CpG island methylator phenotype（CIMP）とメチル化（CDH1, CDKN2A, hMLH1, MINT1, MINT31, MGMT, RUNX3）に関して，除菌後 3 年以上経過した慢性胃炎群（AG 群））（n＝30），除菌後

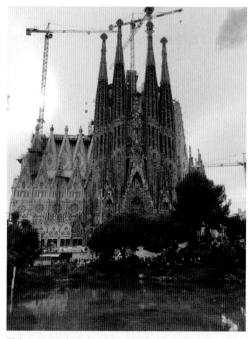

写真 2　2026 年完成に向けて建設が進んでいるサグラダファミリア

3年以上経過後に発生した粘膜内がんを有する症例群（GC群）（n=27），H. pylori 現感染群（コントロール群）（n=21）に分けて解析した．AG群の萎縮粘膜においてCIMPとメチル化の発現低下がみられ，GC群では萎縮粘膜および腸上皮化生粘膜の両方においてCIMPが確認された．萎縮粘膜や腸上皮化生粘膜におけるCIMPは除菌後胃がん発生における重要なサロゲートマーカーになり得ることが示唆された．

6．その他

バルセロナは建築家ガウディのサグラダファミリア（**写真2**）をはじめとして多数の世界遺産があります．ガウディ没後100年の節目にあたる2026年の完成に向けて，順調に建設がすすんでいる様子でした．サグラダファミリア以外にもカサ・バトリョ，カサ・ミラなどの有名な世界遺産が多数あり，一見の価値は十分にあります．今回の学会参加時には2年前に訪れることのできなかったスパークリングワイン（CAVA）のワイナリー（Codorniu：コドルニウ）を訪れました．ガウディ，Codorniuと並び称されるモデルニスモ建築の巨匠，プッチ・イ・カダファルク作の建物（**写真3**）が見学ツアーの受付場所となっており，見学ツアーではその広大さや歴史に魅了されました．2年後のUEGW開催地はまだ決定されていないようですが，2年後に再びバルセロナで開催があれば，皆さんも是非訪れてみてください．

おわりに

2018年のUEGW2017は2016年と同様，ウィーンにおいて2018年10月24〜28日の期間で開催されます．音楽の都，ウィーンでの学会に是非参加したいと思います．

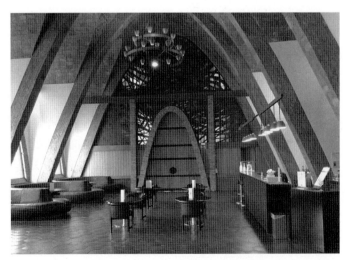

写真3　プッチ・イ・カダファルク作の建物

連 載
Helicobacter pylori
感染症時代の
除菌診療
―その課題とは何か―

第44回

地方都市における患者ニーズに沿ったHelicobacter pylori除菌の実際と課題
（香川県石原消化器内科クリニック）

石原慎一[*]

SUMMARY

現時点で保険適用の通ったHelicobacter pylori（H. pylori）除菌療法に使われる胃酸分泌抑制薬は，PPI（4種類）とP-CAB（1種類）の計5種類がある．また，パック製剤として簡便になった製剤もある．高齢者の多い地方都市で，H. pylori感染者は除菌に何を求めているかアンケート調査をおこなった．患者は簡便さよりも除菌率を重要視していることがわかった．当院で実施したレジメン別の除菌率をみると，ランサップ®・ラベキュア®のパック製剤よりもエソメプラゾール・P-CAB（ボノプラザン）を使用したほうがより除菌率が高いことがわかった．また，胃酸を抑え過ぎることにより除菌後に上腹部不快を訴える患者がいることがあり，除菌率と胃酸分泌抑制のバランスが重要であると考えられた．

KEYWORDS

Helicobacter pylori（H. pylori），PPI，P-CAB（ボノプラザン），パック製剤，エソメプラゾール

はじめに

　当院の所在する善通寺市は，香川県の県庁所在地である高松市から車で約1時間離れた人口32,000人の少子高齢化の進む地方都市である．また，元来田舎であることから周辺の市町村ではいまだに井戸水や湧水を生活用水の一部として使っている世帯が少なからず散見される．

　当院は消化器内科を主体とした診療所であり，善通寺市では5年前から内視鏡健診を導入していることから，当院でも内視鏡検査で診断されるHelicobacter pylori（H. pylori）感染患者を診る機会が多い．除菌の保険適用が拡大して以降，どのプロトンポンプ阻害薬（PPI）で治療すべきか悩んだが，患者の求めるニーズとは何かを調べるためにアンケートを実施した．そこで本稿では，患者ニーズに合った治療を心掛ける取り組みと課題を紹介する．

[*]ISHIHARA Shin-ichi/石原消化器内科クリニック

1．患者アンケート

2015年1～2月に当院にて除菌治療を施行した38名にアンケートを実施した．年齢は35～85歳（平均年齢59.0歳）であった．

1）これまで除菌してこなかった理由（複数回答可）

結果で最も多かったのは，「H. pylori 陽性と診断されていなかった」28名（74％）であった．つぎに「H. pylori のことをよく知らなかった」「H. pylori は自分にはいないと思った」が各10名（26％）ずつであった．しかし，「他院にて除菌の必要性がないといわれた」1名（3％），「担当医に勧められなかった」5名（13％）といった患者も確認され，H. pylori 除菌に対する医師間の考え方の違いも浮き彫りとなった．

2）除菌を決心した理由（複数回答可）

最も多かったのは，「担当医に勧められたから」で，つづいて「TVや新聞・雑誌で除菌すればがんや潰瘍が予防できるとわかったから」が16名（42％）であった．マスメディアによる疾患啓発の影響が高いと感じられた結果であった．

3）除菌治療をおこなううえで不安・心配だった点について（複数回答可）

「1回除菌に成功したらもう感染しないのか？」12名（32％），「1週間でちゃんと除菌ができるのか？」「除菌に成功したらがんや潰瘍になる心配がないのか？」が上位三つであった．

また，除菌による副作用や治療中の注意点等が不安という意見も多かった．これらに関しては，既存のデータ等を用いて説明できる範囲であると考えられた．

2．H. pylori 除菌治療薬剤選択アンケート

除菌薬の選択には，ラミネート加工した写真をみせて患者に選んでもらった（図❶）．患者には，パック製剤が簡便であることとそれぞれの除菌率と薬価を説明し患者自身に選択してもらった．31名（82％）がP-CAB（ボノプラザン）を用いた除菌を選択し，残り7名（18％）がラベキュア®を選択した．内訳をみると30名が除菌率を理由にP-CABを選択し，6名がパック製剤の簡便さを選択，1名がコストからパック製剤を選択していた（1名無回答）．

以上のことから，患者はある程度 H. pylori に関する情報はマスメディアから得てはいるが，実際の治療法や除菌率，除菌後の再発等に関しては医師がしっかりと説明する必要があると考えられた．また，患者のニーズは圧倒的に除菌成功であり，副作用や除菌後の再発などに不安をもっていることがわかった．

3．アンケート結果をもとに

アンケート結果から患者が H. pylori 除菌に最も求めることは除菌率であり当院の除菌率を後ろ向きに検討した．ランサップ®（337例）除菌率77.2％，ラベキュア®（229例）除菌率76.9％，

	ラベキュア®パック800	P-CAB
薬剤一覧	パリエット錠10 直径：6.7mm クラリス錠200 直径：8.6mm サワシリン錠250 直径：10.0mm 30mm×120mm （1シート：721.40円）	タケキャブ錠20 長径：11.2mm 短径：6.2mm（1錠：240.20円） クラリス錠200 直径：8.6mm（1錠：83.20円） サワシリンカプセル250 全長：17.6mm（1錠：12.80円）
除菌率	80.0%[1]	91.9%[2]
1日薬価	721.40円	約890円（選択する薬剤により多少薬価は異なります．）
7日薬価	5,049.8円	約6,230円（選択する薬剤により多少薬価は異なります．）

図❶ H. pylori 感染症 一次除菌選択薬剤

〔[1] Fujioka T：*J Gastroenterol* 47：276-283, 2012　[2] 承認審査評価資料〕

エソメプラゾール（96例）除菌率91.6％，ボノプラザン（103例）除菌率95.1％であった．既報[1]でも，エソメプラゾールとP-CABには有意差がないとのことであり，当院でも最近の除菌はエソメプラゾールかP-CABを第一選択薬としている．

4．最近の課題

最近，クラリスロマイシン（CAM）耐性菌の報告が多く，CAMでの除菌率が低いとの報告がある．しかし，小規模病院やクリニックでは全例CAM耐性菌を調べることは不可能である．また，*H. pylori* 感染の診断と治療のガイドライン[2]ではCAM耐性が不明な場合は，PPI or P-CAB/アモキシシリン（AMPC）/メトロニダゾール（MNZ）が選択されるべきであるとしているが，保険上の問題と当院の除菌率の結果から，実臨床ではCAMを使用することが多い．副作用の観点からは，P-CABでの下痢と除菌後の上腹部不快感が多い印象があった．そこで，2017年7～9月にP-CABレジメンで除菌した患者のうち同意が得られた10例を対象に，Global Overall Synptom（GOS）問診票を用いて調査を施行した．GOSは八つの質問からなり上腹部症状を7段階で記載する問診票である．アンケートは除菌終了後の1週間，毎日記録してもらった．

結果は，除菌終了後1～4日目までいずれかの質問で3点以上を付けた上腹部症状発現患者は2例（20％）であり，5日目は3例（30％），6日目1例（10％），7日目4例（40％）という結果であり，なかでも比較的訴えの多い症状はげっぷと胃の膨満感であった．また，3名ではあるが除菌終了時のガストリン値を測定すると，272～547で平均417.3と高値であった．除菌中にしっかりと胃酸抑制をすることは必要ではあるが，除菌薬内服終了時にガストリン値が上昇した患者では，除菌後に上腹部症状のリバウンドが発現するのではないかと考えられたが，対象例数が少なく今後の検討課題ではないかと考える．

5. 考察

　最近マスメディアの啓蒙や患者自身の疾患リテラシーの向上により，*H. pylori* の認知度は高まっている．しかし必要な情報が患者に十二分に伝わっているとはいいがたい．また，患者は除菌成功を最も求めている．CAM 耐性菌が調べられないクリニック等では，患者ニーズに沿った治療が求められ，除菌にはエソメプラゾールか P-CAB を第一選択とするのが良いのではないかと考える．患者アンケート結果にあるように副作用の観点からは，胃酸を抑え過ぎることによる除菌後の上腹部症状リバウンドにも注意が必要と考える．

文　献

1) 的場秀亮, 吉田寛, 鈴木剛ほか：*H. pylori* 除菌療法におけるボノプラザンとエソメプラゾールの比較検討. 日本医科大学医学会雑誌 13：38-41, 2017
2) *H. pylori* 感染の診断と治療のガイドライン 2016 改訂版, 日本ヘリコバクター学会ガイドライン作成委員会編, 先端医学社, 東京

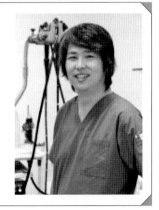

石原　慎一（いしはら・しんいち）
石原消化器内科クリニック
2002 年　川崎医科大学医学部卒業
　　　　川崎医科大学附属川崎病院勤務
2004 年　市立吹田病院勤務
2006 年　香川労災病院勤務
2010 年　石原消化器内科クリニック開院
2012 年 11 月より「四国こどもとおとなの
　　　　医療センター」内視鏡非常勤

Helicobacter pylori 感染症　認定医スキルアップ講座

スキルアップ㉕

P-CABを用いた Helicobacter pylori 除菌率

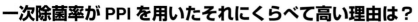

一次除菌率がPPIを用いたそれにくらべて高い理由は？
二次除菌率がPPIを用いたそれと変わらない理由は？

沖本忠義*

◆キーワード
Helicobacter pylori（H. pylori），PPI，P-CAB，CYP2C19遺伝子多型

1. H. pylori 除菌治療と酸分泌抑制薬

　わが国のHelicobacter pylori（H. pylori）に対する保険診療における一次除菌は，プロトンポンプ阻害薬（PPI）または，カリウムイオン競合型アシッドブロッカー（P-CAB）＋アモキシシリン（AMPC）＋クラリスロマイシン（CAM）であり，二次除菌はCAMをメトロニダゾール（MNZ）に変更しておこなっています．このようにH. pylori除菌治療には，胃酸分泌抑制薬を併用していますが，その目的として以下の点があげられています[1]．
①除菌に用いる抗菌薬への感受性を高める．H. pyloriは酸性環境下よりも中性環境下のほうが増殖しやすいため，AMPCのような抗菌薬に対してより感受性となる
②胃酸分泌抑制により，胃内での抗菌薬の安定化が生じる
③胃酸分泌抑制により，CAMの胃粘液内濃度が上昇する
　PPIの用量が多いほど除菌率が高くなることがメタ解析でも報告されており，胃酸を十分に抑制することが除菌治療に重要であることがわかります．
　わが国で使用可能なPPIである，ランソプラゾール，オメプラゾール，ラベプラゾールを用いた除菌率を比較した試験では差がないことが報告されています[1]．
　わが国では，2015年よりP-CABに分類されるボノプラザン（VPZ）がH. pylori除菌治療に使用することが可能となりました．VPZは，従来のPPIよりも胃酸分泌抑制効果が速く発現され，PPIと異なり除菌率がCYP2C19の遺伝子多型の影響を受けないことが報告されています[2]．図❶に健常成人にボノプラザンを単回投与したときの24時間胃内pHモニタリングの結果を示します．用量依存的なpH上昇効果がみられ，H. pylori除菌治療での1回使用量である20 mgでは，投与4時間目に胃内pHは，除菌に必要といわれているpH5を超えていました[3]．また，除菌用量である1日40 mgを内服すると，投与初日からpH5 holding timeは78.3％，投与7日目では98.6％と非常に良好であり[4]，H. pylori除菌治療に有用であると考えられます．

---

*OKIMOTO Tadayoshi／大分大学医学部消化器内科

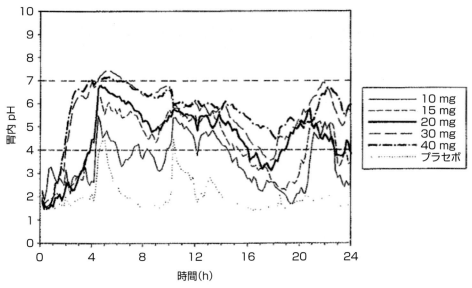

図❶ ボノプラザン単回投与後の胃内 pH モニタリング
(松川純ら,2015[3]) より引用）

2. 一次除菌率が PPI を用いたそれにくらべて良い理由は？

表❶に示すように一次除菌率は，VPZ を用いたものと PPI を用いたもので有意差が認められています．その理由として以下のことが考えられます．

VPZ は前述のように，投与初日より強い胃酸分泌抑制作用を発揮し，CYP2C19 の遺伝子多型の影響も受けないことより，PPI よりも AMPC や CAM の抗菌作用が発揮できる胃内環境をもたらします．

また，CAM 耐性菌に対しても，有意に高い除菌率（76.1〜87.5％）が報告されていますが，これは VPZ と AMPC の 2 剤による除菌効果の関与である可能性が考えられます[5]．

3. 二次除菌率が PPI を用いたそれと変わらない理由は？

表❷[6]に示すように二次除菌率は，VPZ を用いたものと PPI を用いたもので有意差が認められておりません．その理由として以下のことが考えられます．

MNZ の一次耐性率は 3％程度であり，PPI＋AMPC＋CAM による一次除菌不成功後には，13.3％程度となります[1]．40％近い CAM の一次耐性率と比較すると二次除菌前であっても MNZ に対する耐性率は低く，二次除菌率に対する影響は少ないと考えられます．

また，CAM 耐性菌と MNZ 耐性菌に対して，それぞれ PPI＋AMPC＋CAM と PPI＋AMPC＋MNZ にて除菌した場合，除菌率が 66％（95％CI：58.2〜74.2％）と 30％（95％CI：21.8〜38.2％）低下したとの報告[7]があり，MNZ を用いた二次除菌に関しては，CAM を用いた一次除菌と異なり VPZ と PPI による除菌率の差が出にくいと思われます．

表❶ VPZ と PPI による一次除菌率の比較

		VPZ/AC	n		PPI/AC	n	
Murakami et al	計	92.6%	324	計	75.9%	320	p<0.01
	CAM-S	97.6%	205	CAM-S	97.3%	185	NS
	CAM-R	82.0%	100	CAM-R	40.0%	115	p<0.01
Noda et al	計	89.7%	131/146	計	73.9%	(965/1,305)	p<0.01
	CAM-S	100.0%	44/44	CAM-S	88.0%	(22/25)	p=0.04
	CAM-R	87.5%	28/32	CAM-R	53.8%	(7/13)	p=0.02
Matsumoto et al	計	89.6%	112/125	計	71.9%	(212/295)	p<0.01
	CAM-S	100.0%	57/57	CAM-S	87.8%	(173/197)	p<0.01
	CAM-R	76.1%	35/46	CAM-R	40.2%	(39/97)	p<0.01
Suzuki et al	計	89.1%	156/175	計	70.9%	124/175	p<0.01
Shichijyo et al	計	87.2%	368/422	計	72.4%	1,661/2,293	p<0.01
Tsujimae et al	計	84.6%	443	計	79.1%	431	p=0.02
Yamada et al	計	85.7%	287/335	計	73.2%	1,259/1,720	p<0.01
Kajihara et al	計	94.6%	105/111	計	86.7%	85/98	p=0.04
Maruyama et al	計	95.8%	72	計	69.6%	69	p<0.01
Sue et al	計	84.9%	623	計	78.8%	608	p<0.01

VPZ/AC：ボノプラザン/アモキシシリン，クラリスロマイシン
PPI/AC：プロトンポンプ阻害薬/アモキシシリン，クラリスロマイシン
CAM-S：クラリスロマイシン感受性菌
CAM-R：クラリスロマイシン耐性菌
p 値は論文データより Fisher's exact test にて検定

（沖本忠義ら，2017[6]）より作成）

表❷ VPZ と PPI による二次除菌率の比較

	VPZ/AM	n	PPI/AM	n	
Tsujimae et al（ITT）	89.1%	41/46	83.3%	45/54	p=0.59
Yamada et al（ITT）	89.4%	59/66	89.9%	347/386	P=0.87
Sue et al（ITT）	80.5%	216	81.5%	146	P=0.89

VPZ/AM：ボノプラザン/アモキシシリン，メトロニダゾール
PPI/AM：プロトンポンプ阻害薬/アモキシシリン，メトロニダゾール
p 値は論文データより Fisher's exact test にて検定

（沖本忠義ら，2017[6]）より作成）

文 献

1) H. pylori 感染の診断と治療のガイドライン 2016 改訂版，日本ヘリコバクター学会ガイドライン作成委員会編，先端医学社，東京，2016
2) Murakami K, Sakurai Y, Shiino M et al：Vonoprazan, a novel potassium-competitive acid blocker, as a component of first-line and second-line triple therapy for Helicobacter pylori eradication：a phase Ⅲ, randomised, double-blind study. Gut 65：1439-1446, 2016
3) 松川純，稲富信博，大一嘉：新規カリウムイオン競合型アシッドブロッカーボノプラザンフマル酸塩（タケキャブ® 錠 10 mg および 20 mg）の薬理学的特性および臨床効果. 日本薬理学雑誌 146：

275-282, 2015
4) Jenkins H, Sakurai Y, Nishimura A *et al*：Randomized clinical trial：safety, tolerability, pharmacokinetics and pharmacodynamics of novel potassium-competitive acid blocker, in healthy male subjects. *Aliment Pharmacol Ther* **41**：636-648, 2015
5) Matsumoto H, Shiotani A, Katsumata R *et al*：*Helicobacter pylori* eradication with proton pump inhibitors or potassium-competitive acid blockers：the effect of clarithromycin resistance. *Dig Dis Sci* **61**：3215-3220, 2016
6) 沖本忠義,村上和成：*Helicobacter pylori* 除菌治療の新展開. *Helicobacter Research* **21**：491-497, 2017
7) Fischbach L, Evans EL：Meta-analysis：the effect of antibiotic resistance status on the efficacy of triple and quadruple first-line therapies for *Helicobacter pylori*. *Aliment Pharmacol Ther* **26**：343-357, 2007

沖本　忠義（おきもと・ただよし）
大分大学医学部附属病院消化器内科講師

Profile
1992 年　大分医科大学卒業
1996 年　大分医科大学大学院医学研究科博士課程修了
1997〜1998 年　米国カリフォルニア大学ロサンゼルス校（UCLA）留学
2005 年　大分大学医学部附属病院消化器内科助教
2016 年より現職
専門：*H. pylori* 感染症，消化管疾患

Helicobacter pylori 感染症　認定医スキルアップ講座

スキルアップ㉖

胃にみられる黒点とは？

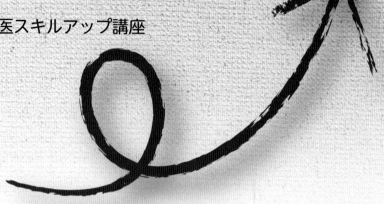

綾木麻紀＊　　春間　賢＊＊

◆キーワード
黒点，プロトンポンプ阻害薬（PPI），Helicobacter pylori（H. pylori），胃底腺型胃癌

はじめに

　GERD患者の増加，NSAIDsや低用量アスピリンなどの薬剤を長期内服する患者が増加し，プロトンポンプ阻害薬（PPI）を長期内服する機会が増加してきています．またヘリコバクター・ピロリ感染胃炎の除菌療法が2013年に保険適用となり，多くのHelicobacter pylori（H. pylori）感染者が除菌治療を受けています．このような背景から日常診療においてPPI投与やH. pylori除菌による胃粘膜変化を熟知しておくことはきわめて重要です．京都の胃炎分類ではPPI長期内服例での胃の粘膜変化として胃底腺ポリープや多発白色扁平隆起，敷石状粘膜などが紹介されていますが，本稿ではそのなかでも新たな胃病変として注目すべき「黒点」[1)2)]について概説します．

1. 黒点（blackspots）とはなんですか？

　黒点（blackspots）とはPPI長期内服例やH. pylori除菌例の胃底腺領域において観察される黒子様の小斑点のことです．多発することが多く，平坦な粘膜に認められることもあれば胃底腺ポリープに沈着していることもあります．送気して粘膜を伸展させると濃くはっきりと観察され，脱気した状態では薄く灰色に近い色にみえます（図❶）．拡大観察をおこなうと腺管構造をくずさずに存在しており粘膜の深部に黒点が存在していることが推察されます．

　黒点部位を的確に生検すると，嚢胞状に拡張した腺管が認められます．この拡張した胃底腺内には好酸性物質が貯留し，同部に茶褐色の微細顆粒状物質が沈着しています（図❷）．この茶褐色の沈着物が内視鏡では黒点として観察されています．残念ながら茶褐色の顆粒状物質が沈着する機序やその物質がいったい何なのかについては現段階では解明できていません．

2. H. pylori 感染との関係は？

　黒点はPPI長期投与例だけではなく，H. pylori除菌成功例でも認められます．われわれが検討した64例の黒点症例のうち11例はPPIの長期使用歴はなくH. pylori除菌のみの症例でした[1)]．胃底腺の増殖に抑制的に働いていたH. pyloriを除菌することによって粘膜深部の胃底腺が増殖・拡張し，茶褐

＊AYAKI Maki／坂出市立病院内科
＊＊HARUMA Ken／川崎医科大学付属川崎病院総合内科2

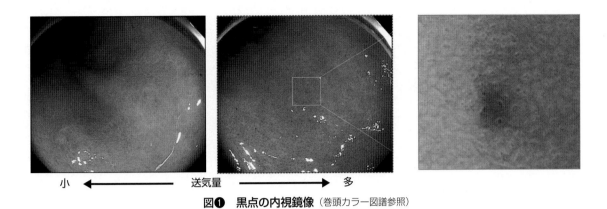

小 ←――― 送気量 ―――→ 多

図❶　黒点の内視鏡像（巻頭カラー図譜参照）

図❷　黒点のHE染色像（巻頭カラー図譜参照）
　　A．粘膜深部で胃底腺の嚢胞状拡張を認める．
　　B．拡張した腺管の内部には好酸性の物質と茶褐色の顆粒状沈着物を認める．

色顆粒物が沈着した結果，黒点が認められるようになると考えています．PPI長期投与や*H. pylori*除菌によって胃底腺ポリープが増大することや新たに発生することが報告されており[3)~6)]，同様の事象が粘膜深部の胃底腺で引き起こされているものと推察しています．「黒点は粘膜深部で胃底腺が拡張しているサイン」ですから除菌成功による胃底腺回復の一つのマーカーであるともいえます．

3. 胃がんとの関連は？

　胃底腺型胃癌のなかには黒点を伴うものが存在することが2015年に中川ら[7)]によって報告されました．胃底腺型胃癌の黒点は組織学的には腫瘍腺管内に貯留した好酸性物質と茶褐色の顆粒状物質であり（図❸），PPI投与や除菌後に認められる黒点の組織学的な特徴と一致しています．
　黒点は拡張した腺管内の茶褐色顆粒物質であり，胃底腺型胃癌に特異的な変化ではありませんが，黒点が領域性をもって密集して存在している場合はその粘膜深部では胃底腺が領域性をもって拡張しているという認識をもって胃粘膜を観察する必要があります．領域性をもつ黒点の存在が拾い上げのむずかしい胃底腺型胃癌の早期発見の一助になる可能性に期待しています．

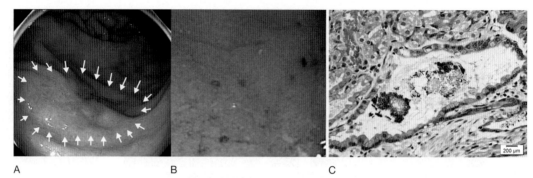

図❸ 胃底腺型胃癌（巻頭カラー図譜参照）
A，B．黒点を伴う胃底腺型胃癌の内視鏡像
C．胃底腺型胃癌の黒点部のHE像　構造異型を伴う拡張した腺管内に好酸性物質の貯留と茶褐色の顆粒状沈着物が認められる．

おわりに

　黒点は粘膜深部で胃底腺が拡張しているサインです．その胃底腺拡張の原因はPPI長期内服や*H. pylori*除菌によるもの，腫瘍性の胃底腺の拡張とさまざまです．粘膜深部の情報をわれわれに教えてくれる一つのサインとしてぜひ覚えておいてください．

文　献

1) Ayaki M, Hatano Y, Haruma K *et al*：New lesion of the stomach, black spots（BS）, induced by proton pump inhibitor treatment. *Gastroenterology* **148**（suppl）：S609, 2015
2) Hatano Y, Haruma K, Ayaki M *et al*：Black spot, a novel gastric finding potentially induced by proton pump inhibitors. *Intern Med* **55**：3079-3084, 2016
3) Graham JR：Gastric polyposis：onset during long-term therapy with omeprazole. *Med J Aust* **157**：287-288, 1992
4) Hongo M, Fujimoto K, Gastric Polyps Study Group：Incidence and risk factor of fundic gland polyp and hyperplastic polyp in long-term proton pump inhibitor therapy：a prospective study in Japan. *J Gastroenterol* **45**：618-624, 2010
5) Okano A, Takakuwa H, Matsubayashi Y：Development of sporadic gastric fundic gland polyp after eradication of *Helicobacter pylori*. *Dig Endosc* **20**：41-43, 2008
6) 鎌田智有，山中義之，松本啓志ほか：PPI長期投与による胃底腺ポリープの形態変化．消化器内視鏡 **27**：83-92，2015
7) 中川昌浩，安部真，高田晋一ほか：胃底腺型胃癌の臨床的特徴―内視鏡所見を中心に．胃と腸 **50**：1521-1531，2015

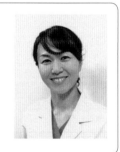

綾木　麻紀（あやき・まき）
坂出市立病院　消化器内科医長
Profile
2004年　鳥取大学医学部卒業　山陰労災病院初期臨床研修医
2006年　鳥取大学第二内科入局　鳥取大学鳥取赤十字病院内科
2013年　香川大学医学部付属病院　消化器・神経内科入局
2014年　香川大学医学部付属病院　内視鏡診療部助教
2017年4月より現職

連載
最新文献紹介＜基礎＞

松嶋成志＊

Epidermal growth factor receptor inhibition downregulates Helicobacter pylori-induced epithelial inflammatory responses, DNA damage and gastric carcinogenesis.
上皮増殖因子受容体の抑制により Helicobacter pylori による胃上皮の炎症反応，DNA 損傷および発がんが下方制御される
Sierra JC, Asim M, Verriere TG et al
Gut, 2017　doi：10.1136/gutjnl-2016-312888

Summary

　本論文の著者らはこれまでに Helicobacter pylori（H. pylori）により上皮増殖因子受容体（EGFR）のリン酸化が促進されること，このリン酸化が DNA 損傷と関係することを報告してきた．本研究は，胃がんのがん化経路における EGFR 活性化の果たす役割を明らかにすることを目的としておこなわれた．本実験は EGFR の特異的阻害薬であるゲフィチニブの，H. pylori による胃炎症と発がんの抑制効果を検証するものであり，細胞および胃発がん動物モデルに加え EGFR 上皮特異的欠損マウスも用いられた．C57BL/6 マウスにおいて，ゲフィチニブは Cxcl1，Cxcl2 の胃上皮内発現および好中球浸潤とともに上皮細胞 DNA 損傷を抑制した．EGFR 上皮内欠損マウスでは，対照と比較し同様の抑制現象がみられた．H. pylori 感染発がん動物モデルである，INS-GAS マウスおよびスナネズミにおいて，ゲフィチニブは dysplasia と発がんを著明に抑制した．ゲフィチニブは胃上皮細胞において H. pylori による MAP キナーゼ（MAPK）1/3 および AP-1 活性化を抑制し，結果として各種ケモカイン産生も抑制した．H. pylori 感染による MAPK1/3 リン酸化，JUN 活性化は，野生型，INS-GAS マウスにおいてはゲフィチニブにより，初代培養細胞においては EGFR 欠損により抑制された．EGFR の活性化はヒト，マウスにおいて HP 除菌後にも認められていたが，H. pylori 除菌後 INS-GAS マウスにおいてはゲフィチニブにより胃発がんが抑制された．上皮内 EGFR 抑制は H. pylori 感染による発がん予防の一戦略となる可能性がある．

Comment

　本論文は H. pylori による胃炎症と発がんにおいて，EGFR 活性化がきわめて重要であるとともに，EGFR 阻害薬ゲフィチニブの抑制効果を示したものである．とくに，H. pylori 除菌後への有効性については，現在の大きな問題である除菌後発がん対策に大きな示唆となろう．複数の動物モデルや EGFR 欠損マウス，各種培養系，除菌前後のヒト検体が用いられ，研究の信頼性も高いと思われる．EGFR 活性化から MAPK1/3，AP-1，JUN の活性化に至る細胞内シグナル伝達経路も解明され，経路の出発点である EGFR 抑制で明確な抑制効果を示した点は，今後の臨床応用に向けての力強いメッセージとなろう．一方，病原体である H. pylori については，Ⅳ型分泌装置と EGFR 活性化との関連はあるが，cagA など H. pylori の毒性と関連する因子とは無関係と記載されている．本経路は重要であるが，これのみで H. pylori による胃の炎症や発がんを説明できないことも確かであろう．また，ゲフィチニブによる除菌後胃がんの抑制についても，その副作用や費用対効果を含め，対象患者や薬剤選択など，臨床応用への課題も多い．いずれにせよ，H. pylori による炎症と発がんのメカニズムの理解および発がん予防に対し大きな一石を投じた研究といえる．

＊Matsushima Masashi／東海大学医学部消化器内科

CagY is an immune-sensitive regulator of the Helicobacter pylori type IV secretion system.

CagY は *Helicobacter pylori* の 4 型分泌装置に対する免疫感受性調節因子である

Barrozo RM, Hansen LM, Lam AM et al
Gastroenterology 151：1164-1751, 2016

Summary

Ⅳ型分泌装置（T4SS）は *Helicobacter pylori*（*H. pylori*）の *cag* pathogenicity island によってコードされ，腫瘍性蛋白 CagA を細胞内に注入する．*cagY* は T4SS の必須構成成分であり，コードする遺伝子内にはフレームを維持したまま挿入，欠失を生じやすい特殊な配列を有し，マウスや霊長類モデルにおいてこれらの組み換えにより T4SS 機能低下をもたらす．本研究では，*cagY* 依存性の T4SS 機能変化における免疫反応の役割について調べられた．T4SS 機能は CagA 細胞内移行と IL-8 産生を指標とし，また *cagY* 配列組み換えは PCR-RFLP 法により解析された．各種免疫関連遺伝子改変マウスに感染後，回収された *H. pylori* において T4SS 機能および CagY 配列を検討した．ヒトについては 7.4 年の感染経過で得られた *H. pylori* について，同様の検討がおこなわれた．*cagY* 依存性の T4SS 機能喪失には T-ヘルパー 1 依存性の免疫反応が必要であることが判明した．この反応は，IL-10 欠損マウスやより炎症惹起性の高い *H. pylori* 株でより顕著となった．ヒトサンプルでも *cagY* の組み換えによる T4SS 機能低下がみられた．以上より，CagY が T4SS 機能の免疫感受性調節因子であることが判明した．著者らは，このような反応は *H. pylori* が持続感染し新たな宿主への感染機会を最大にするための一種の適応反応ではないかと考えている．

Comment

T4SS は CagA 細胞内移行に必須であり，*H. pylori* の病原性において大変重要な機能を果たしている．しかしながら，マウス感染モデルでは *H. pylori* の T4SS 機能は失われることが知られており，その理由は不明であった．著者らは既報により，マウス内での T4SS 機能喪失は *cagY* 遺伝子組み換えによることを明らかにし，本報によりこの反応（選択）は Th1 依存性の免疫反応によることを明らかにし，かつヒトにおいても起こりうることを示した．このような反応は，菌が宿主免疫反応を調節するメカニズムであるとも考えられ，*H. pylori* の生活史を考えるうえで大変興味深い．一方，ヒトにおいては 14 のペアサンプルが調べられ，うち一つで同様のメカニズムによる T4SS 機能喪失が明らかになったが，他の 13 ペアに対する記載はない．胃がんの発生年齢と感染歴を考えれば，10 年以上の長期感染においても *H. pylori* はその病原性を維持していることが必要と考えられる．T4SS 機能喪失が 14 例中 1 例と考えるのであれば，このような免疫反応による選択はヒトにおいて起こりうるが，実際にはまれでありその選択性はマウスにくらべ弱いのかもしれない．

連載

最新文献紹介＜臨床＞

山田真也*

The influence of Helicobacter pylori on the ethnic distribution of esophageal eosinophilia.
好酸球性食道炎の人種間罹患頻度における Helicobacter pylori 感染の影響

Sonnenberg A, Dellon ES, Turner KO et al
Helicobacter 22, 2017   doi：10.1111/hel.12370

Summary

　先行研究の結果，米国の好酸球性食道炎の発生は白人に多い可能性が示唆されている．また，好酸球性食道炎の発生は Helicobacter pylori（H. pylori）感染と逆相関しているという報告もあいついでいる．本研究では大規模データベースを用いて米国在住の人種間での好酸球性食道炎発生頻度を調査するとともに，その発生頻度の差異が人種間の H. pylori 感染頻度に起因するものではないかを検討した．対象は596,479名からなるデータベースから生検にて食道上皮内好酸球浸潤を少なくとも1高視野で15以上認めた25,969症例と対照群の284,552例．好酸球浸潤を認めた症例を，①嚥下障害の訴えがあり，1高視野15以上の好酸球浸潤を認めた群，②①の症例で好酸球性食道炎以外の疾患を除外できた群，③②の症例のうち1高視野で50以上の高度好酸球浸潤を認めた群の3群に分けておのおのについて検討した．結果，好酸球浸潤症例は既報の通り，40歳未満の若年者，男性に多かった．多変量解析でも，若年，男性，H. pylori 未感染，北ヨーロッパ系人種が好酸球浸潤の危険因子であることが明らかとなり，一方でヒスパニック系，東アジア系，インド系人種の有病率は有意に低く，これらの人種間の有病率の差異は H. pylori 感染率と強い逆相関関係にあった．これらの結果は上記いずれの3群でも同様の結果であった．H. pylori 感染は人種の差異にかかわらず，好酸球性食道炎の発生に関与している可能性がある．

Comment

　好酸球性食道炎の発症要因は未解明な部分が多い．以前より，酸逆流による食道粘膜傷害の結果，外因性の抗原への曝露が進み，好酸球性食道炎の発症に至る可能性は指摘されている．H. pylori の持続感染は胃内酸分泌を抑制することで GERD 発症リスクを低下させるとされており，胃酸分泌抑制を通して二次的に好酸球性食道炎の発生を抑制している可能性はある．また H. pylori 感染による上部消化管内の細菌叢変化や H. pylori 感染自体による宿主の免疫応答の変化が影響していることも考えられている．本検討はH. pylori 感染状況の確認が病理学的検索のみでおこなわれているため，偽陰性症例が一定数含まれている可能性があること，病理学的なデータベースをもとにおこなった研究であるため自覚症状や H. pylori 除菌歴などの臨床情報が十分検索できていないこと，そもそも人種間による内視鏡検査受診割合が異なる可能性があることなどが limitation としてあげられる．しかしながら，本検討では異なった人種背景であっても好酸球浸潤と H. pylori 感染には逆相関があることが明らかとなった．今後，好酸球性食道炎発症に対する H. pylori 感染の意義について更なる研究の発展が待たれる．

*YAMADA Shinya/京都第一赤十字病院消化器内科

Helicocbacter pylori infection is an independent risk factor of early and advanced colorectal neoplasm.
Helicobacter pylori 感染は大腸腫瘍発生の独立した危険因子である
Kim TJ, Km TR, Chang DK et al Helicobacter 22；2017　doi：10. 1111/hel. 12377

Summary
Background
　大腸腫瘍発生における H. pylori の役割についてはいまだ不明な点が多い．スクリーニング下部消化管内視鏡検査をおこなった大規模な健常成人コホートを用いて，H. pylori 感染と大腸腫瘍発生の関係について調査する．

Objection & Method
　H. pylori 抗体検査と下部消化管内視鏡検査を含む健診を受診した 8,916 名に対しておこなった横断研究で，H. pylori 感染と大腸腫瘍発生の関連性について検討した．

Results
　年齢・BMI・喫煙状況・アルコール摂取状況・運動習慣の有無・アスピリン定期内服の有無・大腸がん家族歴について調整し，多変量解析をおこなった結果，H. pylori 感染群の大腸腺腫と大腸進行がん発生のオッズ比はそれぞれ 1.32（95%CI：1.07〜1.61）と 1.90（95% CI：1.05〜3.56）であった．さらに高感度 CRP と空腹時血糖，中性脂肪，HDL コレステロールや LDL コレステロールなどのメタボリックシンドロームに関連する変数について調整をおこなうと，H. pylori 陽性群において，とりわけ近位結腸における大腸腫瘍発生のオッズ比が高かった．

Conclusion
　本研究では，大規模な下部消化管内視鏡検査歴のない無症状の患者群に対して，交絡因子に十分留意して検討をおこなった結果，H. pylori 感染が大腸腺腫，進行癌のリスク因子となることが明らかとなった．

Comment
　H. pylori 感染と大腸腫瘍発生の関連について，そのメカニズムは，現在まで種々の推察がなされている．すなわち，高ガストリン血症による腫瘍成長促進因子の発現状況の変化や，胃酸分泌減少による腸管内のマイクロバイオータの変化，腸管内への H. pylori のコロニー形成に伴う慢性炎症性変化による発癌経路などである．また，脂質異常症と大腸腫瘍の発生や，H. pylori 感染と脂質異常症の関連についても報告がなされており，本研究においてはメタボリックシンドロームに関連する変数についても調整をおこなった検討となっている．現在まで H. pylori 感染と大腸腫瘍の発生については一定の見解は得られていないが，その原因として，既報ではサンプル数が少ないことや十分に交絡因子を考慮した検討がなされていないこと，また大腸腫瘍検出における最も重要な因子である下部消化管内視鏡検査歴について調整されていないことなどが考えられる．本研究の limitation として H. pylori 感染状況が血清抗体値のみでの確認となっているため一定数の既感染患者が含まれていること，対象が健常男性のみに限定された後方視的検討であることがあげられる．今後は，H. pylori 除菌療法が大腸腫瘍発生リスク低下に寄与するかについて前向き研究が期待される．

待望の！日本ヘリコバクター学会ガイドライン

2016改訂版

H. pylori 感染の診断と治療のガイドライン

編集：日本ヘリコバクター学会
　　　ガイドライン作成委員会
定価：（本体 1,500 円＋税）
判型/頁数：A4 判 /68 頁
ISBN：978-4-86550-196-4

改訂版ついに刊行

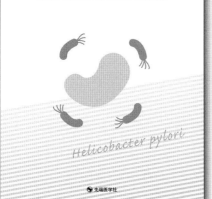

CONTENTS
I 適応 ／ II 診断法
III 治療 ／ 提言　胃癌予防

H. pylori 除菌の「適応」「診断」「治療」から「胃癌予防」の提言まで

日本ヘリコバクター学会は 2000 年に初の"H. pylori 感染の診断と治療のガイドライン"を発表，以降，2003 年と 2009 年の 2 回の改訂を経て，世界に先駆け"H. pylori 感染症"の疾患概念を確立し，適切な除菌治療の普及に寄与してきた．2013 年 H. pylori 感染胃炎への保険適用拡大により国民の全感染者が保険で除菌治療を受けることが可能となり，このたび最新のエビデンスにもとづく 2016 年改訂版を発表．「**適応**」「**診断**」「**治療**」の大幅改訂に加え，近年明らかにされつつある H. pylori 感染と胃癌の関連をふまえ，これからのわが国において H. pylori 撲滅によって胃癌予防に結び付けるための「**提言**」の項目が設けられている．H. pylori 除菌にかかわる臨床医はもちろん，わが国の医療行政に携わる関係者も必読必携のガイドライン．

　株式会社　**先端医学社**

〒103-0007 東京都中央区日本橋浜町 2-17-8 浜町平和ビル
TEL 03-3667-5656（代）/FAX 03-3667-5657
http://www.sentan.com

私のアラビアンナイト
― 不思議の国の文化と医療事情 ―

ひょんなことからやってきたサウジアラビアの地．いったいこれからどうなるのやら…．

若き内視鏡医が遭遇するサウジアラビアの不思議な文化と医療事情をちりばめた長編医学エッセー．弊社雑誌の大好評連載を，後日談や今日の話題を大幅加筆し単行本化．

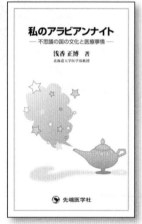

現地の厚生省に招かれ，内視鏡技術の指導のためにサウジアラビア，ジェッダ市に赴いた著者が，日本とまったく異なる文化のなかでアラビア人医師を相手に悪戦苦闘する日々をユーモアたっぷりに描く．医師とは，診療とは，医療とは…．国，言葉，民族，時代を超えてそれらを真摯に問いかける，読むほどにあたたかく，自然に胸が熱くなる医療にかかわるすべての人におくりたい一冊．著者みずからが現地で撮影したジェッダ市街，郊外の風景や滅多に目にすることができない医療現場の様子など貴重な写真や楽しいイラストを満載!!

著者 ★ 浅香　正博
北海道大学医学部教授

定価：(本体1,400円＋税)
● 新書判，132頁
ISBN：4-88407-205-7

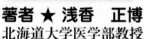

Contents

1. **不思議の国へ**
   サウジアラビアに行って内視鏡技術を教える?!
2. **仕事開始**
   内視鏡検査に徹底的に非協力的な患者に当惑．続けていけるだろうか…
3. **アラビア人の胃と腸**
   言葉だけでなく大腸の形態も違う?!　大腸ファイバースコープで診てみると…
4. **アラビアンライフ**
   宗教的に厳しく生活が規定されるこの国でも，コツを覚えればそれなりに便利な…
5. **ドクター・アブダラー**
   日本へ研修に行くという医師につきっきりで内視鏡のレクチャーをした．
6. **アラビア人の家庭**
   ある日，ドクター・アブダラーの家庭に招待され…
7. **ジェッダの日本人**
   日本から持ってきたあるモノのおかげで，診療現場で私は魔法医に!?
8. **さらば、不思議の国よ！**
   この国ではめずらしい早期胃癌患者の診療にあたり，6ヵ国の医療者協同による診療という非常に貴重な経験ができた．ラストERCPは…

あとがきにかえて

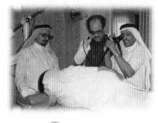

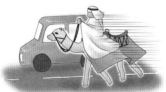

株式会社 **先端医学社**

〒103-0007 東京都中央区日本橋浜町2-17-8 浜町平和ビル
TEL 03-3667-5656(代)/FAX 03-3667-5657
http://www.sentan.com

■ *Helicobacter Research* 編集スタッフ ■ （五十音順）

■編集主幹

浅香　正博（北海道医療大学学長/北海道大学名誉教授）

■編集幹事

菅野健太郎（自治医科大学名誉教授）
杉山　敏郎（富山大学大学院医学薬学研究部消化器造血器腫瘍制御内科学，内科学第三講座教授）
高橋　信一（杏林大学医学部特任教授/佼成病院副院長）
福田　能啓（兵庫医科大学名誉教授/医療法人協和会第二協立病院院長）
村上　和成（大分大学医学部消化器内科学講座教授）

■編集顧問

伊藤　武　〔（一財）東京顕微鏡院理事，麻布大学客員教授〕
井本　一郎（同心会遠山病院消化器内視鏡センター）
小熊　惠二（岡山大学名誉教授/日本細菌学会名誉会員）
落合　淳志（国立がん研究センター先端医療開発センターセンター長）
勝山　努　（医療法人丸山会丸子中央総合病院長）
神谷　茂　（杏林大学医学部感染症学教授）
川野　淳　（大阪大学名誉教授）
木村　健　（元 木村内科胃腸科クリニック院長）
小林　絢三（大阪市立大学名誉教授）
斉藤　大三（日本橋大三クリニック院長）
榊　　信廣（早期胃癌検診協会理事長）
杉村　隆　（国立がん研究センター名誉総長，東邦大学名誉学長）
田村　俊秀（兵庫医科大学名誉教授，喜界徳洲会病院）
千葉　勉　（京都大学名誉教授）
辻　　晋吾（JCHO 大阪みなと中央病院内科/副院長）
寺野　彰　（獨協学園理事長・獨協医科大学名誉学長）
富永　祐民（愛知県がんセンター名誉総長）
中澤　晶子（山口大学名誉教授）
春間　賢　（川崎医科大学・川崎医療福祉大学特任教授）
藤井　暢弘（札幌医科大学名誉教授）
藤岡　利生（新生会高田中央病院総院長/大分大学名誉教授）
松久　威史（前 日本医科大学多摩永山病院消化器科教授）
三澤　正　（博愛会病院院長）
渡邉　英伸（PCL 病理・細胞診センター特別顧問，新潟大学名誉教授）

大原　秀一（東北労災病院副院長，消化器内科）
沖本　忠義（大分大学医学部消化器内科学講座講師）
奥田真珠美（愛知医科大学小児科特任教授）
小椋　啓司（東京警察病院消化器科部長）
加藤　晴一（かとうこどもクリニック院長）
加藤　元嗣（国立病院機構函館病院院長）
鎌田　智有（川崎医科大学健康管理学教授）
河合　隆　（東京医科大学消化器内視鏡学分野主任教授）
菊地　正悟（愛知医科大学医学部公衆衛生学教授）
九嶋　亮治（滋賀医科大学臨床検査医学講座教授）
工藤　俊彦（北海道大学大学院光学医療診療部副部長）
兒玉　雅明（大分大学福祉健康科学部教授）
佐藤　貴一（国際医療福祉大学病院消化器内科教授・内視鏡部長）
塩谷　昭子（川崎医科大学消化管内科学教授）
下山　克　（弘前大学大学院医学研究科消化器血液内科准教授）
鈴木　秀和（慶應義塾大学医学部医学教育統轄センター教授）
鈴木　雅之（鈴木内科医院院長，国立病院機構東京医療センター消化器内科）
高木　敦司（東海大学医学部内科学系総合内科学教授）
徳永　健吾（杏林大学医学部総合医療学准教授）
中島　滋美（JCHO 滋賀病院総合診療科部長/滋賀医科大学臨床教授）
中村昌太郎（岩手医科大学医学部内科学講座消化器内科消化管分野准教授）
中山　淳　（信州大学大学院医学系研究科分子病理学教室教授）
二村　聡　（福岡大学医学部病理学講座准教授）
林　　俊治（北里大学医学部微生物学教授）
半田　修　（京都府立医科大学消化器内科学講師）
古田　隆久（浜松医科大学臨床研究管理センター病院教授）
前田　愼　（横浜市立大学医学部消化器内科学教授）
前畠　裕司（医療法人前畠医院副院長）
間部　克裕（国立病院機構函館病院消化器科部長）
水野　元夫（倉敷中央病院消化器内科主任部長）
三輪　洋人（兵庫医科大学内科学消化管科主任教授）
谷中　昭典（筑波大学医学医療系日立社会連携教育研究センター教授）
山岡　吉生（大分大学医学部環境・予防医学講座教授）
吉田　憲正（京都第一赤十字病院副院長/消化器センター長）

■編集委員

青山　伸郎〔青山内科クリニック（胃大腸内視鏡/IBD）院長〕
赤澤　祐子（長崎大学大学院医歯薬学総合研究科病理学/病理診断科講師）
有沢　富康（金沢医科大学消化器内科学教授）
安藤　孝将（富山大学大学院医学薬学研究部消化器造血器腫瘍制御内科学，内科学第三講座講師）
飯島　克則（秋田大学大学院医学系研究科消化器内科学・神経内科教授）
伊藤　公訓（広島大学大学院消化器・代謝内科学准教授）
上村　直実（国立国際医療研究センター，国府台病院長）
太田　浩良（信州大学学術研究院保健学系生体情報検査学領域教授）

◆お知らせ◆

本誌をご愛読いただきありがとうございます．

本誌はこれまで隔月に発行してまいりましたが，今後，不定期発行となりますので，お知らせ申し上げます．読者の方々にはご迷惑をおかけいたしますが，何卒ご理解賜りたくお願い申し上げます．

なお，今後の発行予定やお問い合わせは弊社までお願いいたします．

Helicobacter Research 2
Journal of Helicobacter Research
vol.22 no.1 2018

定価（本体 2,000 円＋税）

- 本誌に掲載する著作物の複製権・翻訳権・上映権・譲渡権・公衆送信権（送信可能化権も含む）は，株式会社先端医学社が保有します．
- JCOPY ＜(社)出版者著作権管理機構 委託出版物＞
本誌の無断複写は著作権法上での例外を除き禁じられています．複写される場合は，そのつど事前に，(社)出版者著作権管理機構（電話 03-3513-6969, FAX 03-3513-6979, e-mail: info@jcopy.or.jp）の許諾を得てください．

2018 年 2 月 1 日発行

編　集　「*Helicobacter Research*」編集委員会
発行者　鯨岡　哲
発行所　株式会社　先端医学社
　　　　〒103-0007　東京都中央区日本橋浜町 2-17-8
　　　　浜町平和ビル
　　　　電　話：03-3667-5656(代)　ＦＡＸ：03-3667-5657
　　　　郵便振替：00190-0-703930　http://www.sentan.com
　　　　印刷・製本／三報社印刷株式会社

ISBN978-4-86550-314-2　C3047　¥2000E

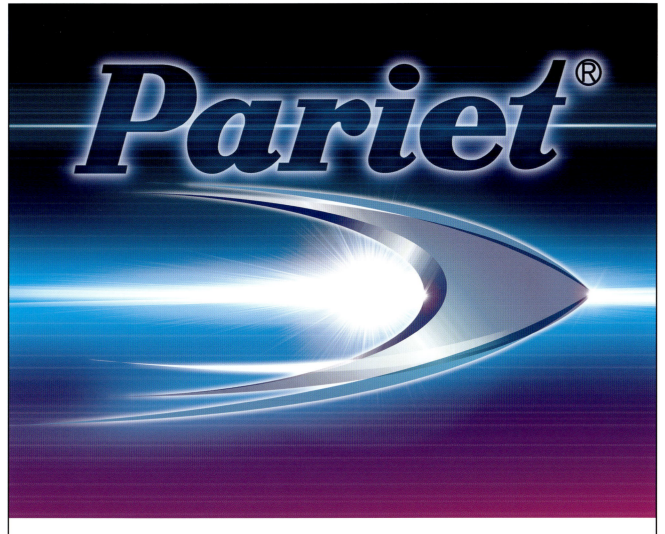

処方箋医薬品：注意—医師等の処方箋により使用すること

プロトンポンプ阻害剤

パリエット®錠 5 mg ［薬価基準収載］

パリエット®錠 10 mg ［薬価基準収載］

パリエット®錠 20 mg ［薬価基準収載］

〈ラベプラゾールナトリウム製剤〉　www.pariet.jp

● 効能・効果、用法・用量、禁忌を含む使用上の注意等については添付文書をご参照ください。

製造販売元　　エーザイ株式会社
　　　　　　　　　　　　東京都文京区小石川4-6-10

販　売　元　　EAファーマ株式会社
　　　　　　　　　　　　東京都中央区入船二丁目1番1号

文献請求先：EAファーマ株式会社　くすり相談
　　　　　　〒104-0042 東京都中央区入船二丁目1番1号
　　　　　　0120-917-719

2016年10月作成
PRT-D03A-B5C-AT

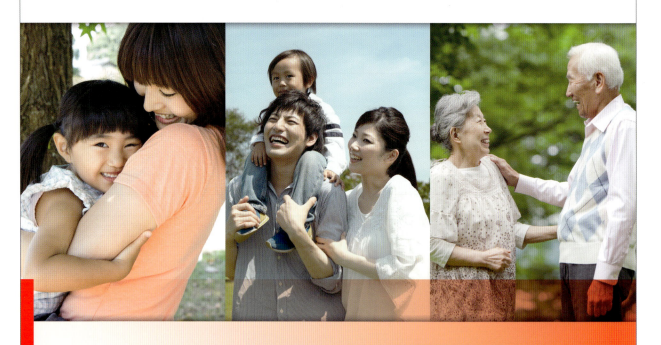